Seniorenbeschäftigung Rätsel

Umschreibungen für Fitte

Wie heißt das gesuchte Tier?

Casilda Berlin

Weitere Ausmalbücher von Casilda Berlin:

Umschreibung Tiere – Wie heißt das gesuchte Tier? Band 1
Seniorenbeschäftigung Rätsel
ISBN-13: 978-1978395756

Umschreibung Gegenstände – Wie heißt der gesuchte Gegenstand?
Seniorenbeschäftigung Rätsel
ISBN-13: 978-1978430990

Umschreibung Blumen und Garten – Wie heißt die Blume oder der Gegenstand?
Seniorenbeschäftigung Rätsel
ISBN-13: 978-1977997524

Umschreibung Alte Schätzchen – Wie heißt das gesuchte Wort?
Seniorenbeschäftigung Rätsel
ISBN-13: 978-1979365628

50 Bilder, die leicht gelingen – ein Ausmalbuch für Senioren (Anfänger)
ISBN-13: 978-1530264391

50 Bilder, die leicht gelingen, Band 2 – ein Ausmalbuch für Senioren (Anfänger)
ISBN-13: 978-1978166431

Blumen, die leicht gelingen – Ausmalbuch für Senioren
ISBN-13: 978-1541086999

MANDALAS die leicht gelingen - Malbuch für Senioren (Anfänger)
ISBN-13: 978-1546636649

50 anspruchsvolle Bilder: Ein Ausmalbuch für Senioren (Fortgeschrittene)
ISBN-13: 978-1530324781

Besuchen Sie die Autorin Casilda Berlin, und holen Sie sich
1 kostenloses ebook zum Ausmalen:

www.casilda-berlin.de

Alle Rechte vorbehalten.
Kein Teil des Werkes darf ohne vorherige schriftliche Genehmigung des Verlages reproduziert oder elektronisch gespeichert werden.

ISBN-13:   978-1985814455

Wie heißt das gesuchte Tier?

Viele Senioren lösen gerne Rätsel, um sich geistig fit zu halten. In der Seniorenbeschäftigung gehören Rätsel inzwischen zu den Klassikern.

Lustiges oder Kurioses, Interessantes oder Unglaubliches – mit diesem Rätselbuch lernen Senioren viele neue Seiten aus der Tierwelt kennen.

Sei es der einzige Vogel, der rückwärts fliegen kann. Ein Tier, das mit einer Pinselzunge Nektar schleckt. Eine Spinne, die keine Netze baut. Ein Vogel, der nicht fliegen kann oder ein Tier, das wie ein Fisch lebt, aber gar keiner ist.

Alle in diesem Buch zu erratenden Tiere sind Senioren bekannt wie zum Beispiel Elefant, Krokodil, Koala, Wasserbüffel, Vogelspinne, Kakadu oder Tintenfisch.

Teilnehmer, die den gesuchten Begriff erraten, erleben freudige Erfolgserlebnisse. In Rätselgruppen können diese verstärkt werden, indem für jede richtige Lösung eine Kleinigkeit wie z. B. ein Schokoriegel oder ein Bonbon überreicht wird.

Das Buch wurde im Praxisalltag in der Seniorenbetreuung entwickelt, um die geistigen Fähigkeiten und die Kommunikation anzuregen. Die grauen Zellen werden dadurch spielerisch trainiert und auf Vordermann gebracht.

Dieses Rätselbuch eignet sich für Einzel- und Gruppenmaßnahmen. So kann es auch für einen unterhaltsamen Nachmittag unter Freunden oder in der Familie, wo es um Seniorenbeschäftigung geht, zum Einsatz kommen.

Die Rätsel-Anforderungen in diesem Buch sind anspruchsvoll und eignen sich nicht für Personen mit Demenz.

So gelingt die Rätselrunde

Alle Teilnehmer beteiligen sich daran, herauszufinden, welches Tier gemeint ist.

Eine Person (z. B. Familienangehöriger, Partner, Gruppenleiter oder Begleiter) erklärt die Vorgehensweise:

Mehrere kurze Sätze geben Hinweise auf das gesuchte Tier.

Jeder Satz wird langsam und für alle Teilnehmer gut verständlich vorgelesen. Nach jedem Satz wird eine kleine Pause eingelegt und gefragt, ob es Vorschläge zu dem gesuchten Tier gibt.

Der erste Satz wird dann wiederholt, anschließend der zweite ergänzt.

Dann werden beide Sätze wiederholt und der dritte Satz ergänzt. Der Begleiter fragt erneut nach Ideen.

Nach und nach wird Satz für Satz vorgelesen, bis das gesuchte Tier gefunden ist.

Wenn die Teilnehmer keine Lösung finden, nennt der Begleiter am Ende den gesuchten Begriff.

Wird das Tier vorzeitig erraten, werden die noch übrigen Sätze vorgelesen.

Anschließend geht es weiter mit der nächsten Seite.

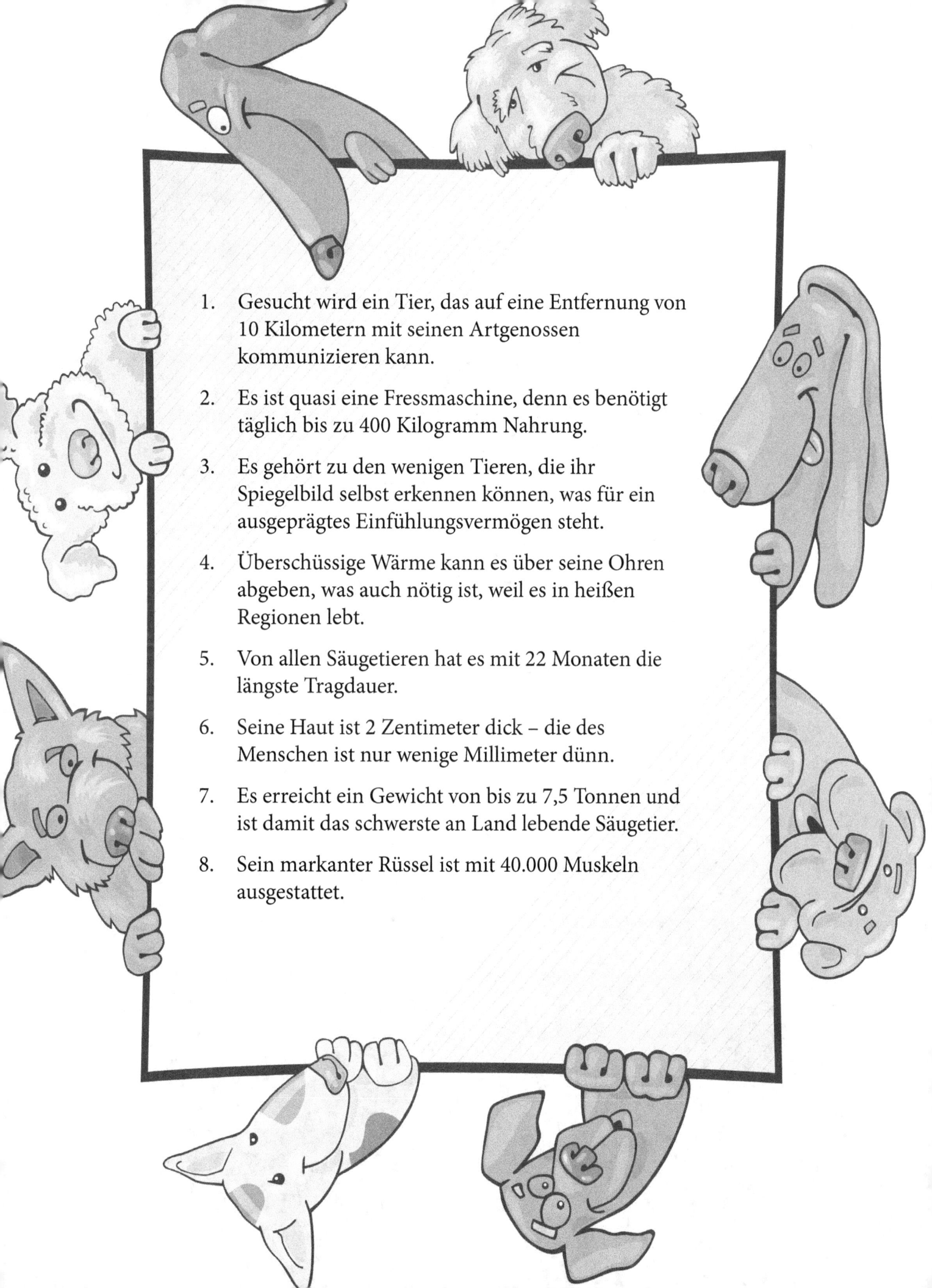

1. Gesucht wird ein Tier, das auf eine Entfernung von 10 Kilometern mit seinen Artgenossen kommunizieren kann.

2. Es ist quasi eine Fressmaschine, denn es benötigt täglich bis zu 400 Kilogramm Nahrung.

3. Es gehört zu den wenigen Tieren, die ihr Spiegelbild selbst erkennen können, was für ein ausgeprägtes Einfühlungsvermögen steht.

4. Überschüssige Wärme kann es über seine Ohren abgeben, was auch nötig ist, weil es in heißen Regionen lebt.

5. Von allen Säugetieren hat es mit 22 Monaten die längste Tragdauer.

6. Seine Haut ist 2 Zentimeter dick – die des Menschen ist nur wenige Millimeter dünn.

7. Es erreicht ein Gewicht von bis zu 7,5 Tonnen und ist damit das schwerste an Land lebende Säugetier.

8. Sein markanter Rüssel ist mit 40.000 Muskeln ausgestattet.

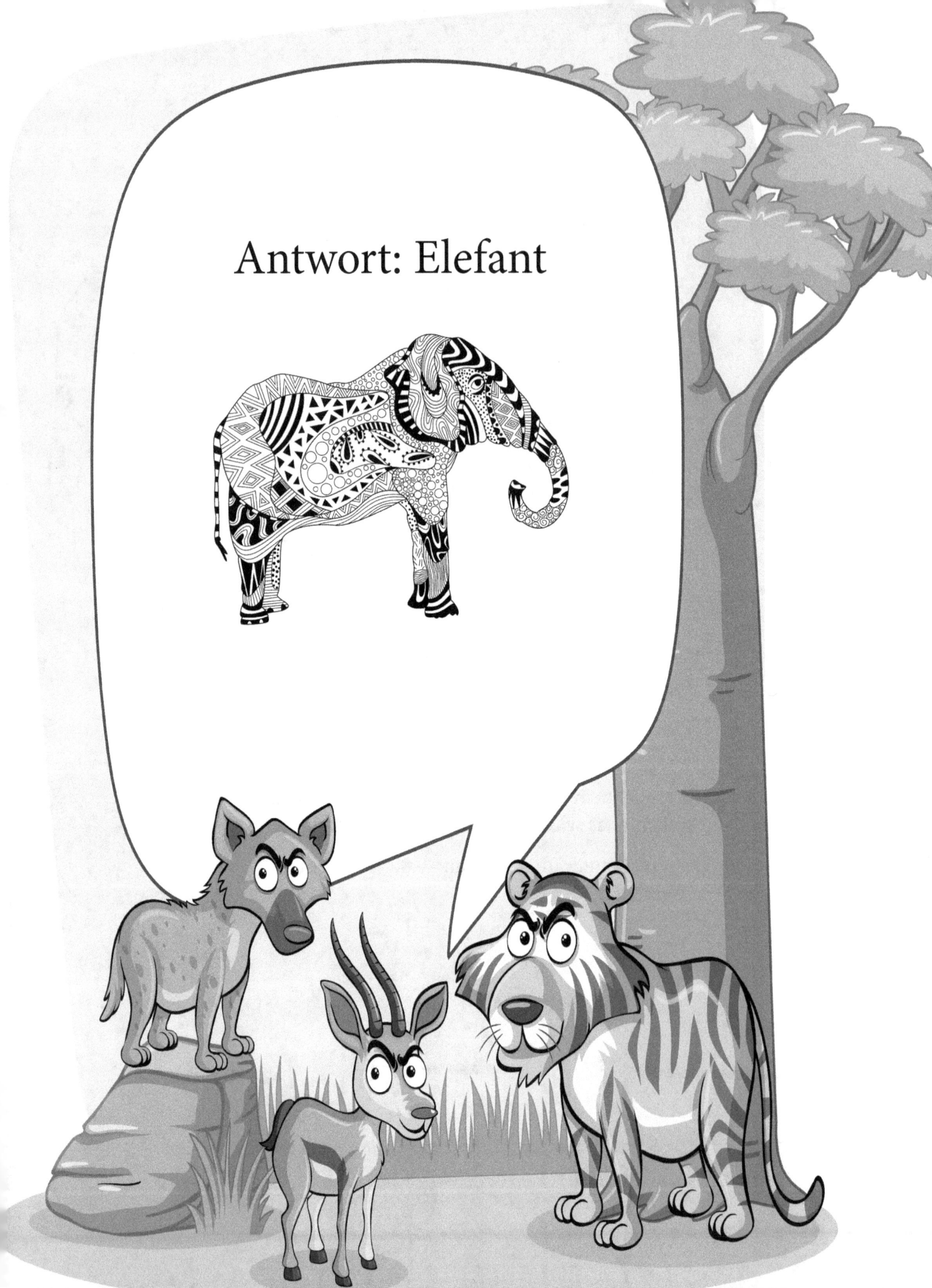

1. Gesucht wird ein Tier, das weltweit vorkommt, außer in der Antarktis.
2. Es besitzt einen Panzer, der aus Chitin besteht und das Skelett bildet.
3. Männchen entstehen aus unbefruchteten Eiern.
4. Mit seinen Artgenossen kommuniziert es über einen Schwänzeltanz, um sich gegenseitig über gute Futterquellen zu informieren.
5. Für das Ökosystem ist dieses Tier unverzichtbar, denn ohne seine Hilfe würden Pflanzen keine Früchte bilden.
6. Es besucht immer nur eine Blütenart und sammelt so lange Nektar, bis bei dieser Blütenart nichts mehr vorhanden ist.
7. Man unterscheidet drei verschiedene Arten – die Arbeiterinnen, die Drohnen und die Königin.

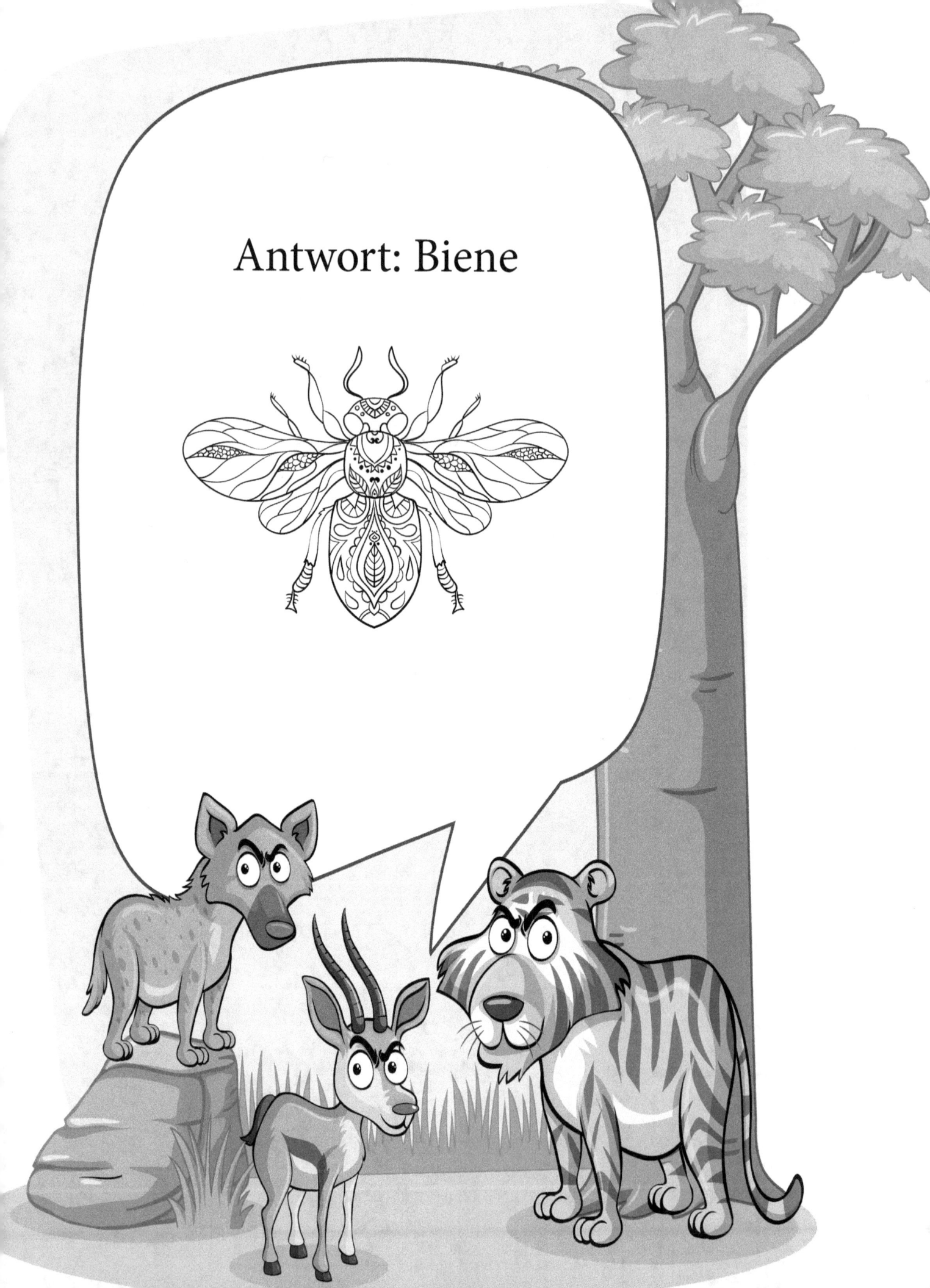

1. Gesucht wird ein Tier, das die meiste Zeit seines Lebens auf offener See verbringt.
2. Die größte Kolonie gibt es in Island, aber auch im nordwestlichen Skandinavien und auf nördlichen Inseln in Großbritannien ist es anzutreffen.
3. Bis zu Beginn des 19. Jahrhunderts gab es auch auf Helgoland eine Kolonie.
4. Sein Beutefang ist einzigartig, denn selbst wenn es schon Fische in seinem Schnabel hält, kann es damit auf die Jagd gehen und weitere in seinem Schnabel sammeln.
5. Seine Beute jagt es unter Wasser, wo es Tauchmanöver von bis zu 70 Metern Tiefe schafft.
6. Markant sind seine tolpatschig wirkende Gangart und die Start- und Landmanöver.
7. Seine wichtigsten Erkennungsmerkmale sind der dreieckige bunte Schnabel und die orangefarbenen Füße.
8. Es wird der Familie der Alkenvögel zugeordnet und wird auch Puffin oder Clown der Meere genannt.

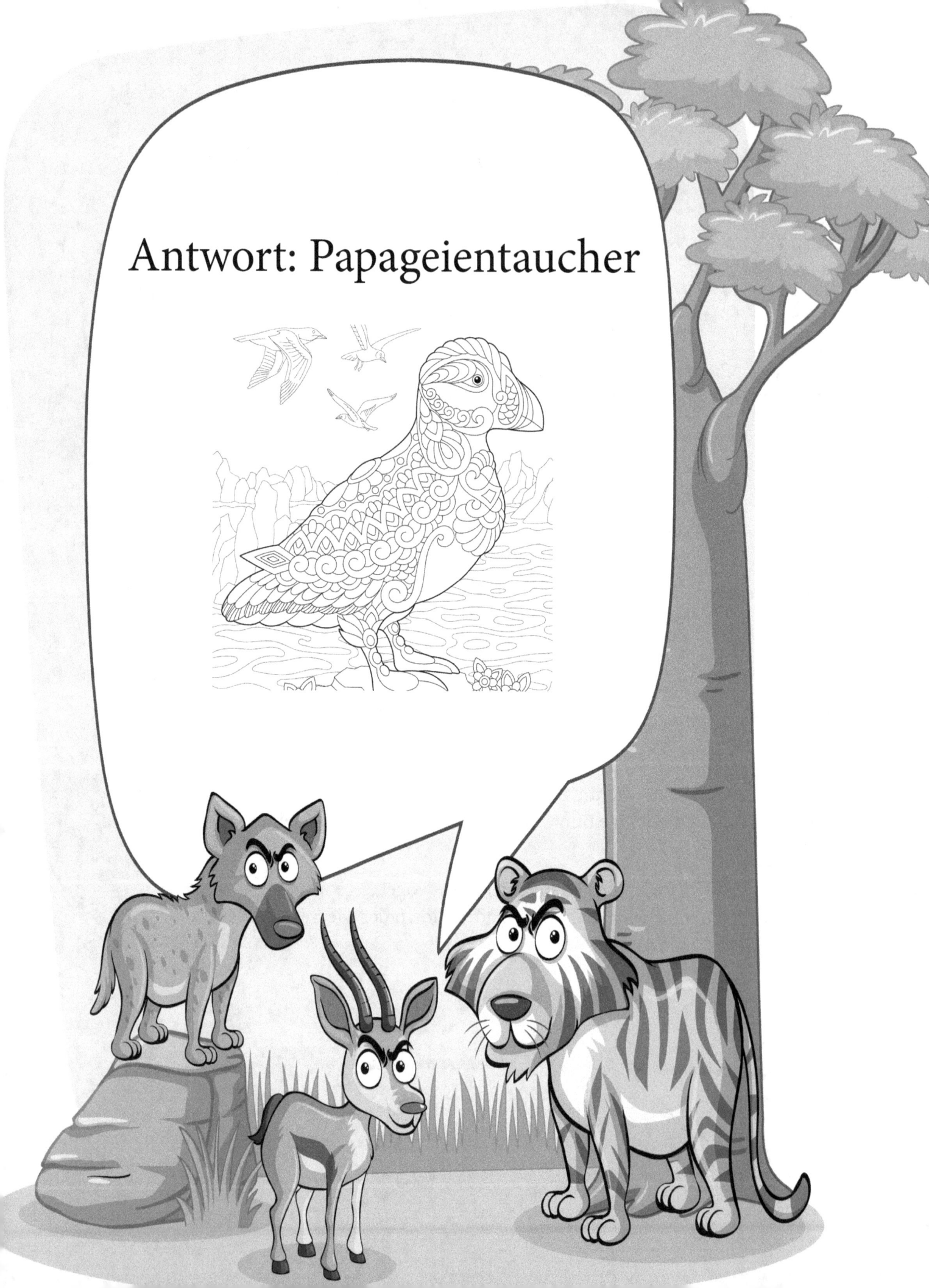

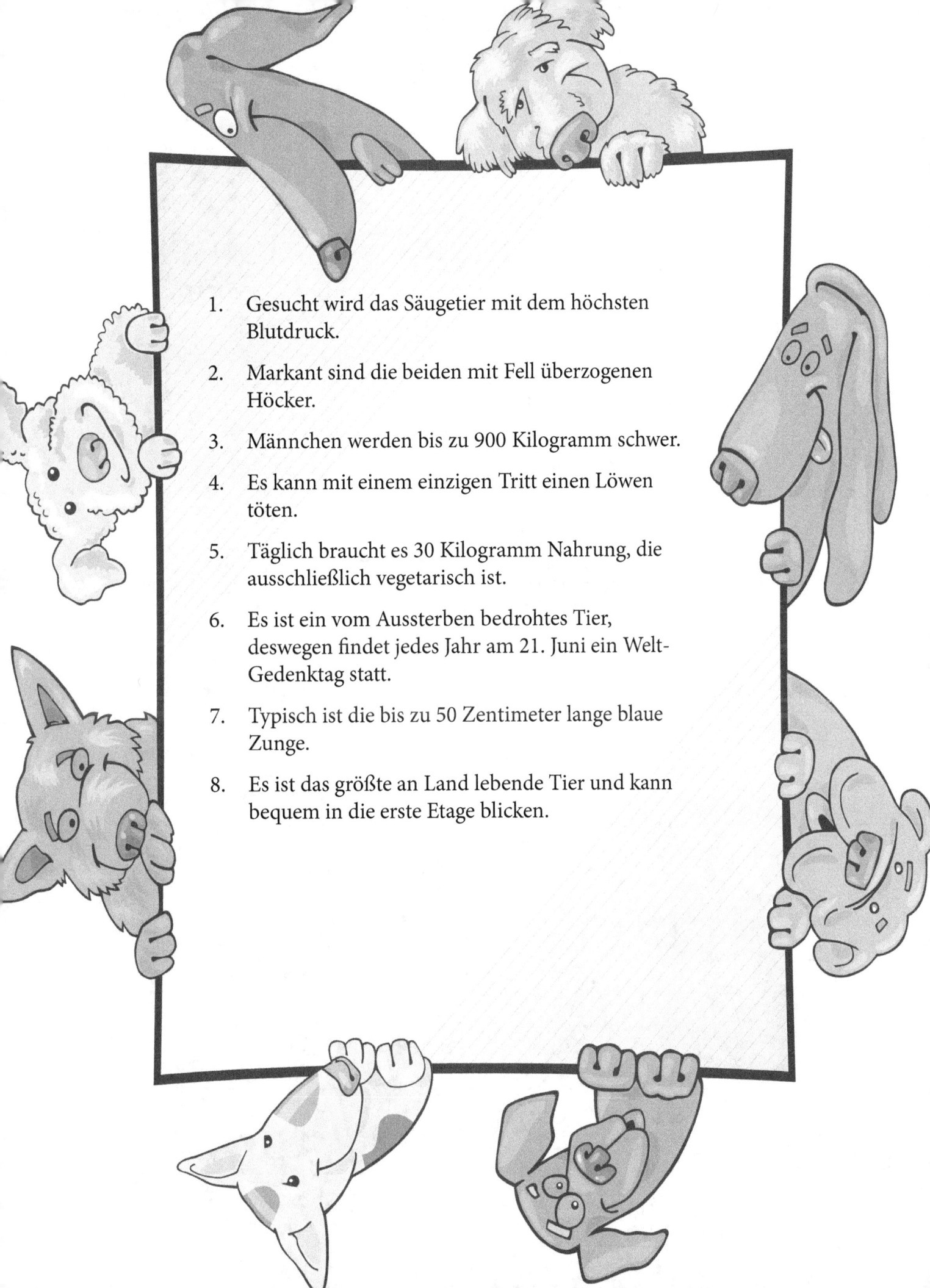

1. Gesucht wird das Säugetier mit dem höchsten Blutdruck.

2. Markant sind die beiden mit Fell überzogenen Höcker.

3. Männchen werden bis zu 900 Kilogramm schwer.

4. Es kann mit einem einzigen Tritt einen Löwen töten.

5. Täglich braucht es 30 Kilogramm Nahrung, die ausschließlich vegetarisch ist.

6. Es ist ein vom Aussterben bedrohtes Tier, deswegen findet jedes Jahr am 21. Juni ein Welt-Gedenktag statt.

7. Typisch ist die bis zu 50 Zentimeter lange blaue Zunge.

8. Es ist das größte an Land lebende Tier und kann bequem in die erste Etage blicken.

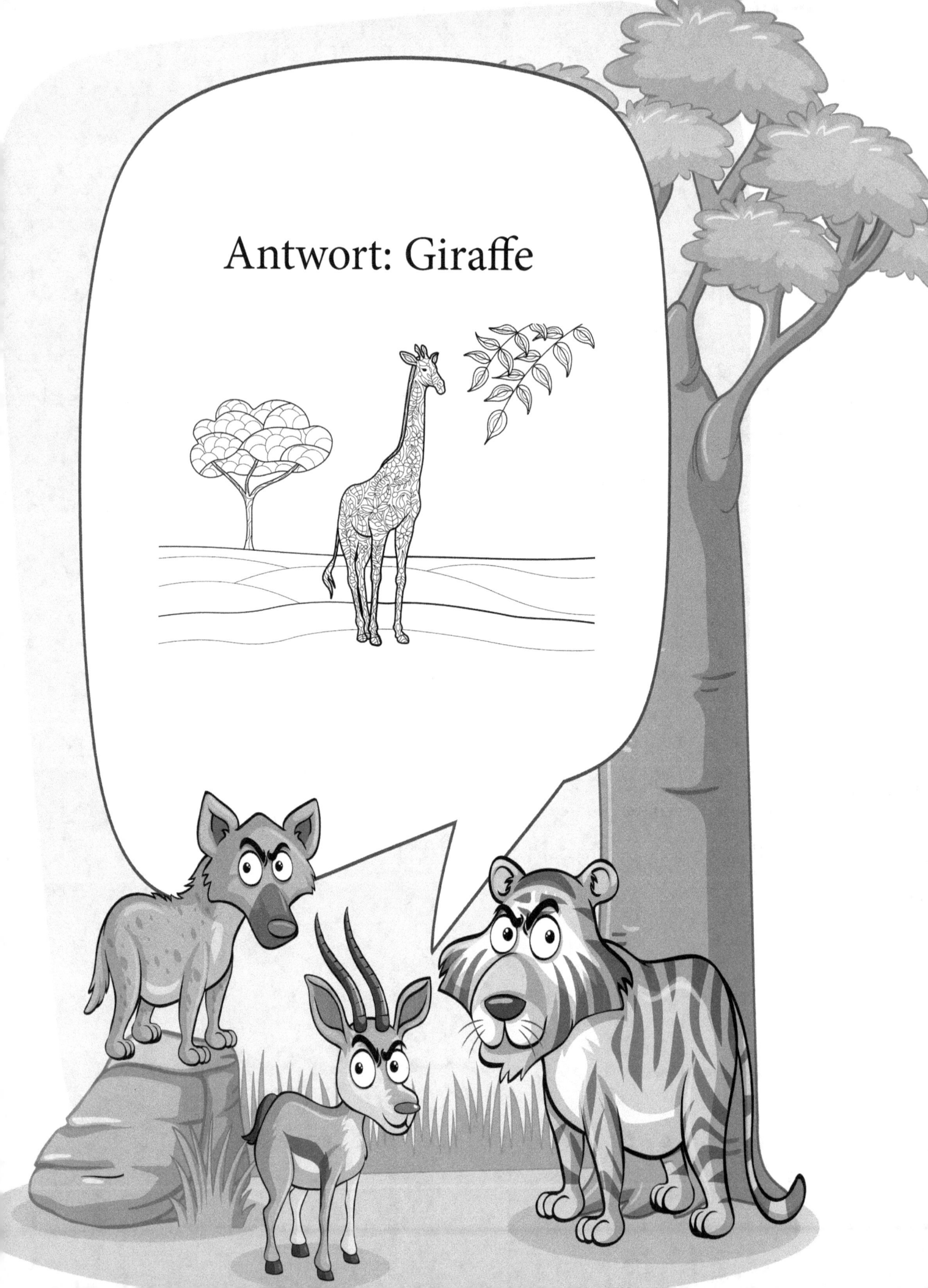

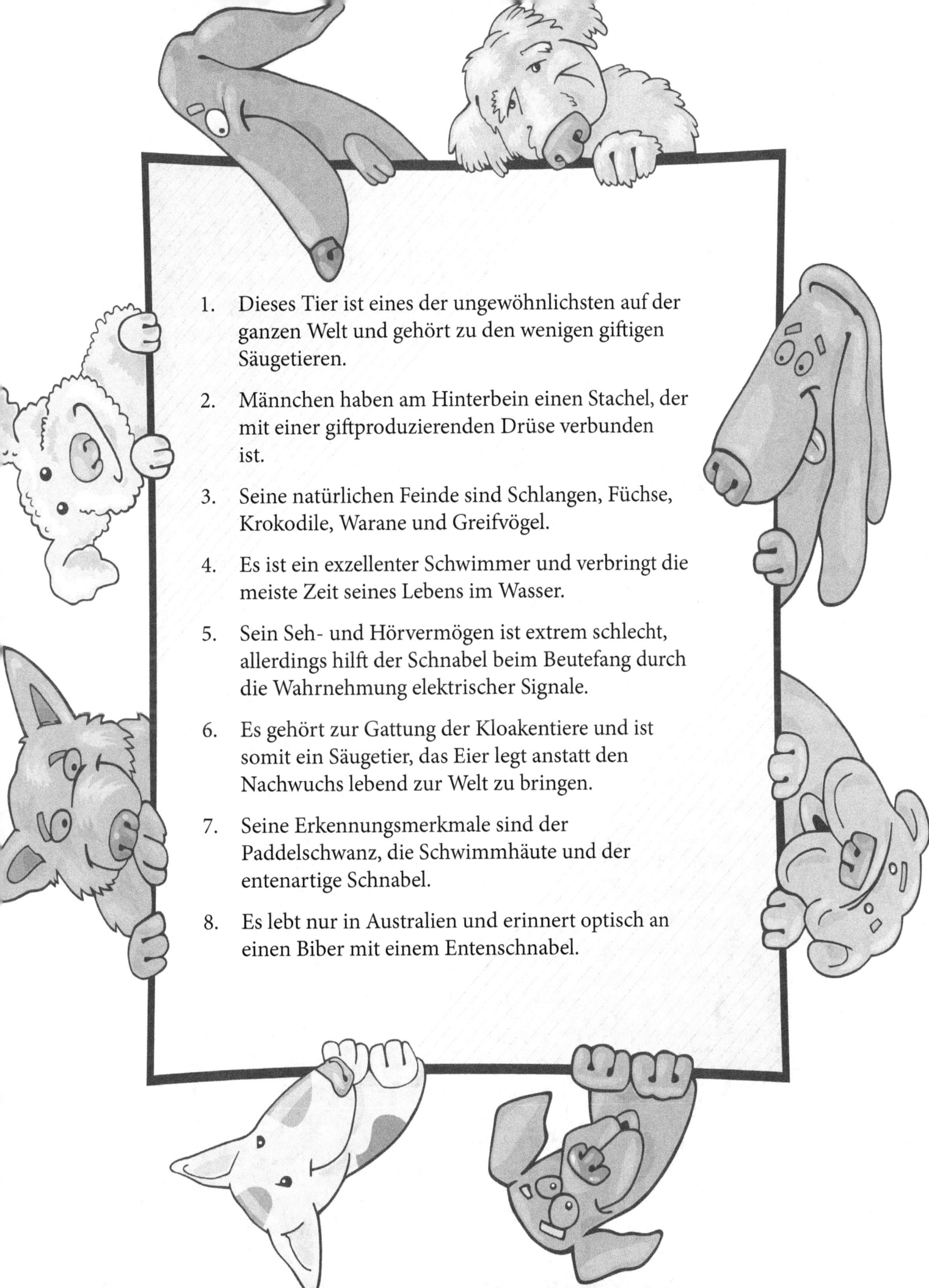

1. Dieses Tier ist eines der ungewöhnlichsten auf der ganzen Welt und gehört zu den wenigen giftigen Säugetieren.

2. Männchen haben am Hinterbein einen Stachel, der mit einer giftproduzierenden Drüse verbunden ist.

3. Seine natürlichen Feinde sind Schlangen, Füchse, Krokodile, Warane und Greifvögel.

4. Es ist ein exzellenter Schwimmer und verbringt die meiste Zeit seines Lebens im Wasser.

5. Sein Seh- und Hörvermögen ist extrem schlecht, allerdings hilft der Schnabel beim Beutefang durch die Wahrnehmung elektrischer Signale.

6. Es gehört zur Gattung der Kloakentiere und ist somit ein Säugetier, das Eier legt anstatt den Nachwuchs lebend zur Welt zu bringen.

7. Seine Erkennungsmerkmale sind der Paddelschwanz, die Schwimmhäute und der entenartige Schnabel.

8. Es lebt nur in Australien und erinnert optisch an einen Biber mit einem Entenschnabel.

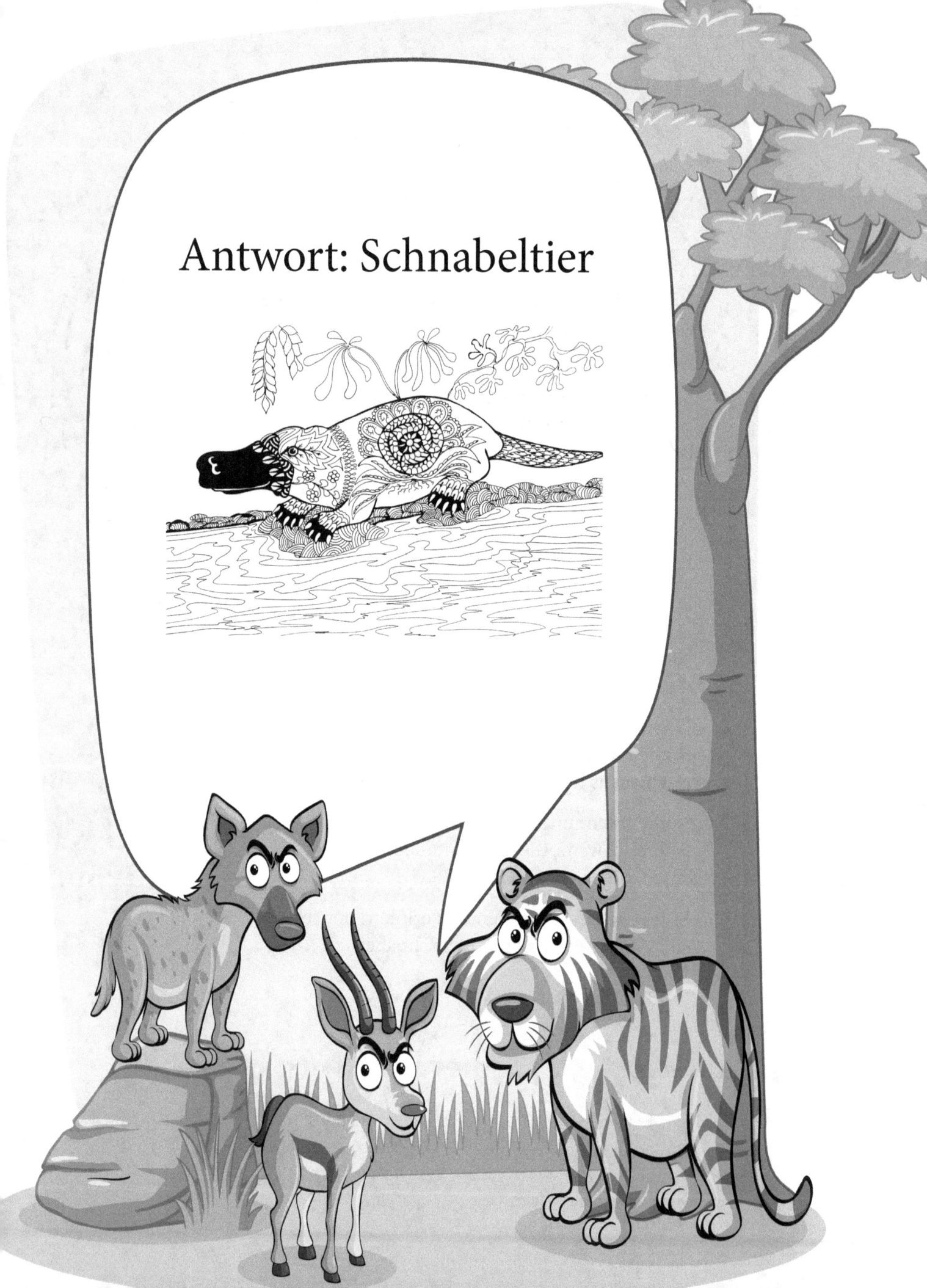

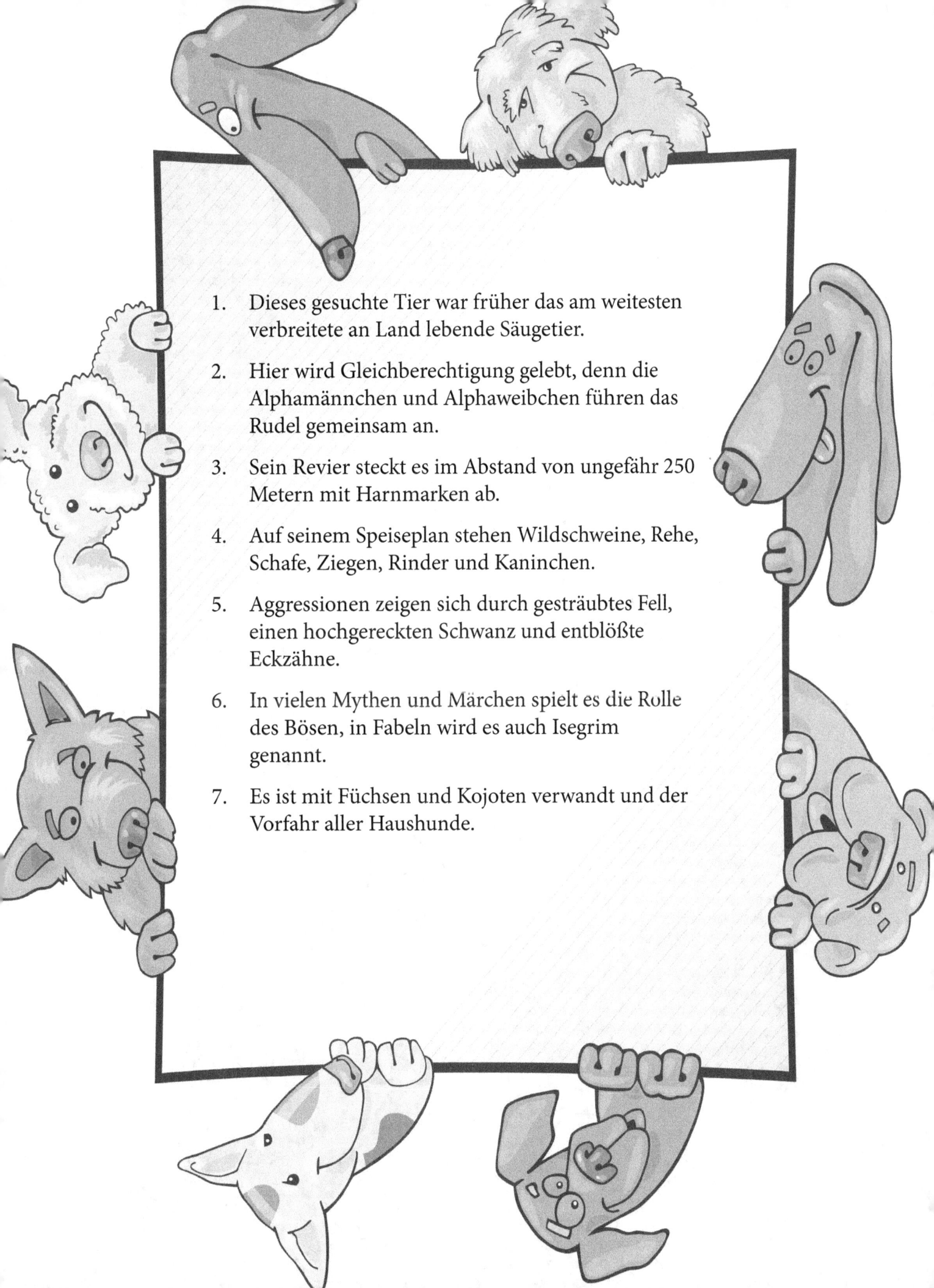

1. Dieses gesuchte Tier war früher das am weitesten verbreitete an Land lebende Säugetier.

2. Hier wird Gleichberechtigung gelebt, denn die Alphamännchen und Alphaweibchen führen das Rudel gemeinsam an.

3. Sein Revier steckt es im Abstand von ungefähr 250 Metern mit Harnmarken ab.

4. Auf seinem Speiseplan stehen Wildschweine, Rehe, Schafe, Ziegen, Rinder und Kaninchen.

5. Aggressionen zeigen sich durch gesträubtes Fell, einen hochgereckten Schwanz und entblößte Eckzähne.

6. In vielen Mythen und Märchen spielt es die Rolle des Bösen, in Fabeln wird es auch Isegrim genannt.

7. Es ist mit Füchsen und Kojoten verwandt und der Vorfahr aller Haushunde.

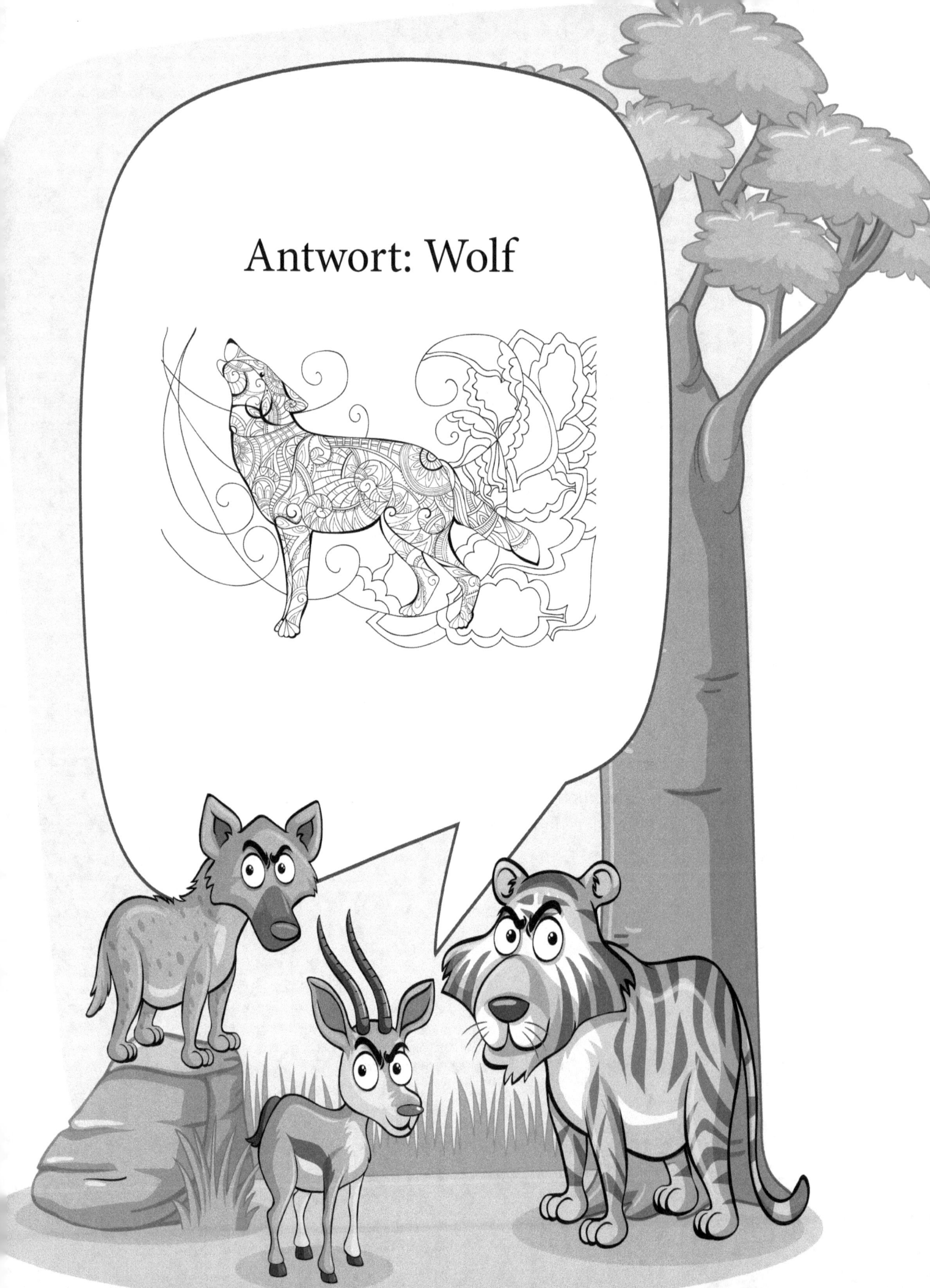

1. Das gesuchte Tier hat eine Vorliebe für alles, was glänzt und funkelt, sodass Alufolie und Metallteile zu einer beliebten Beute gehören.

2. Es lebt monogam und bleibt ein Leben lang mit seinem Partner zusammen.

3. Je nach Kultur gilt es als Hexentier, Todesgöttin oder Glücksbringer.

4. Es gehört zu den wenigen Tieren, die sich selbst im Spiegel erkennen können, was für eine besondere Intelligenz steht.

5. Ähnlich wie Eulen erbricht dieses Tier unverdauliche Speisereste wie z. B. Knochen wieder aus.

6. Seine Eier sind an der typisch dunkelgrünen Farbe zu erkennen.

7. Gelegentlich plündert es die Nester anderer Vögel und verspeist nicht nur deren Eier, sondern auch deren Nachwuchs.

8. Typisch ist das schweiß-weiße Gefieder mit einem langen Schwanz.

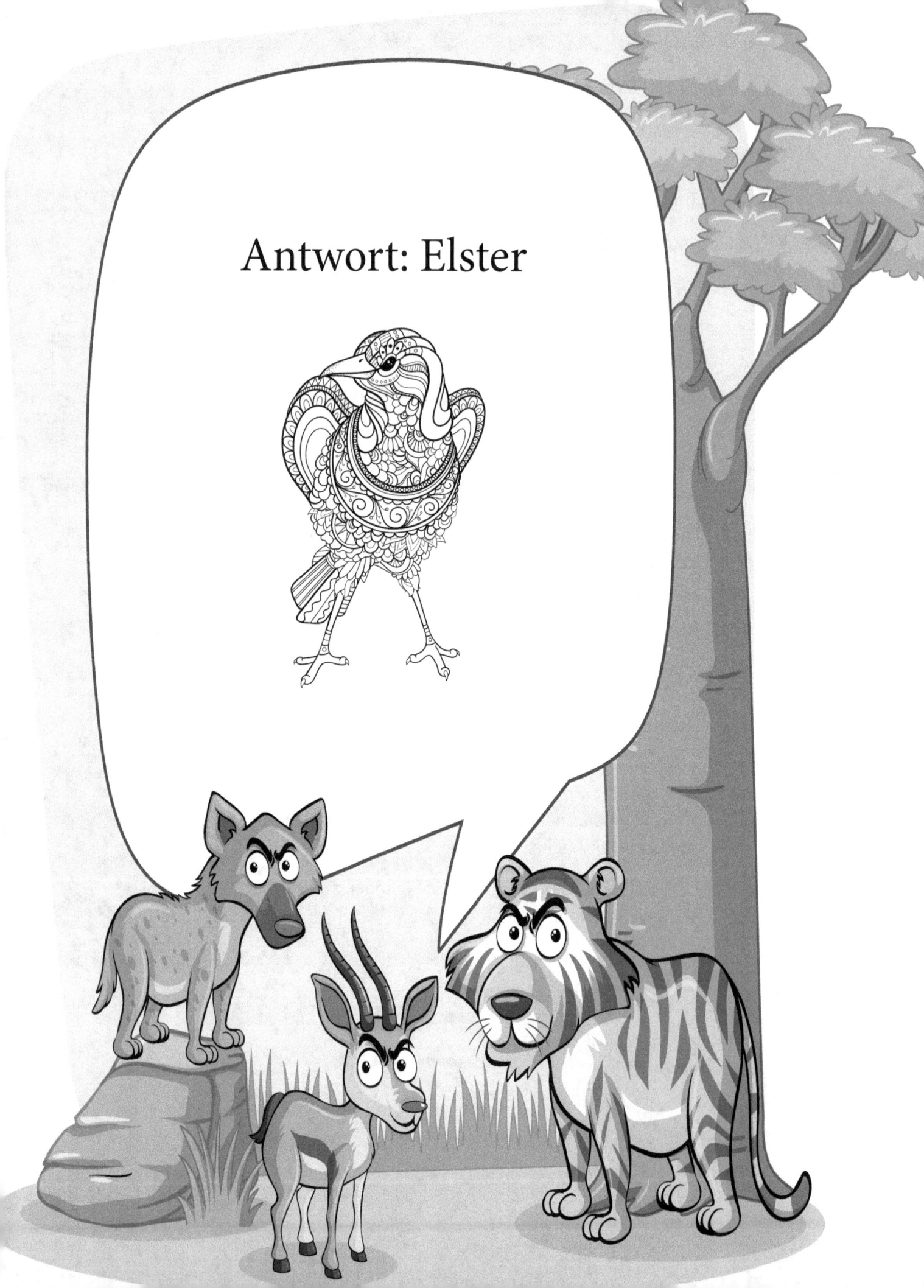

1. Das gesuchte Tier lebt in warmen Gewässern im Korallenriff des Indischen Ozeans und westlichen Pazifiks.

2. Beim Schlüpfen werden alle Tiere als Männchen geboren, erst im Laufe der Zeit wird ein Teil davon zu Weibchen.

3. Obwohl sein Lebensraum die Ozeane sind, ist es ein schlechter Schwimmer. So ist es auf Seeanemonen angewiesen, die es vor Fressfeinden schützt.

4. Durch eine Schleimschicht, mit der die Haut umgeben ist, ist es vor dem tödlichen Gift der Anemonen sicher.

5. Es hat einen äußerst kleinen Bewegungsradius und entfernt sich nicht weiter als 4 Meter von seiner Seeanemone, damit es nicht Beute für andere Fische wird.

6. Es wird den Anemonenfischen zugeordnet.

7. Typisch ist sein leuchtend orangefarbener Körper mit drei senkrecht verlaufenden weißen Streifen.

8. Seit dem Kinofilm „Findet Nemo" ist dieser Fisch weltberühmt.

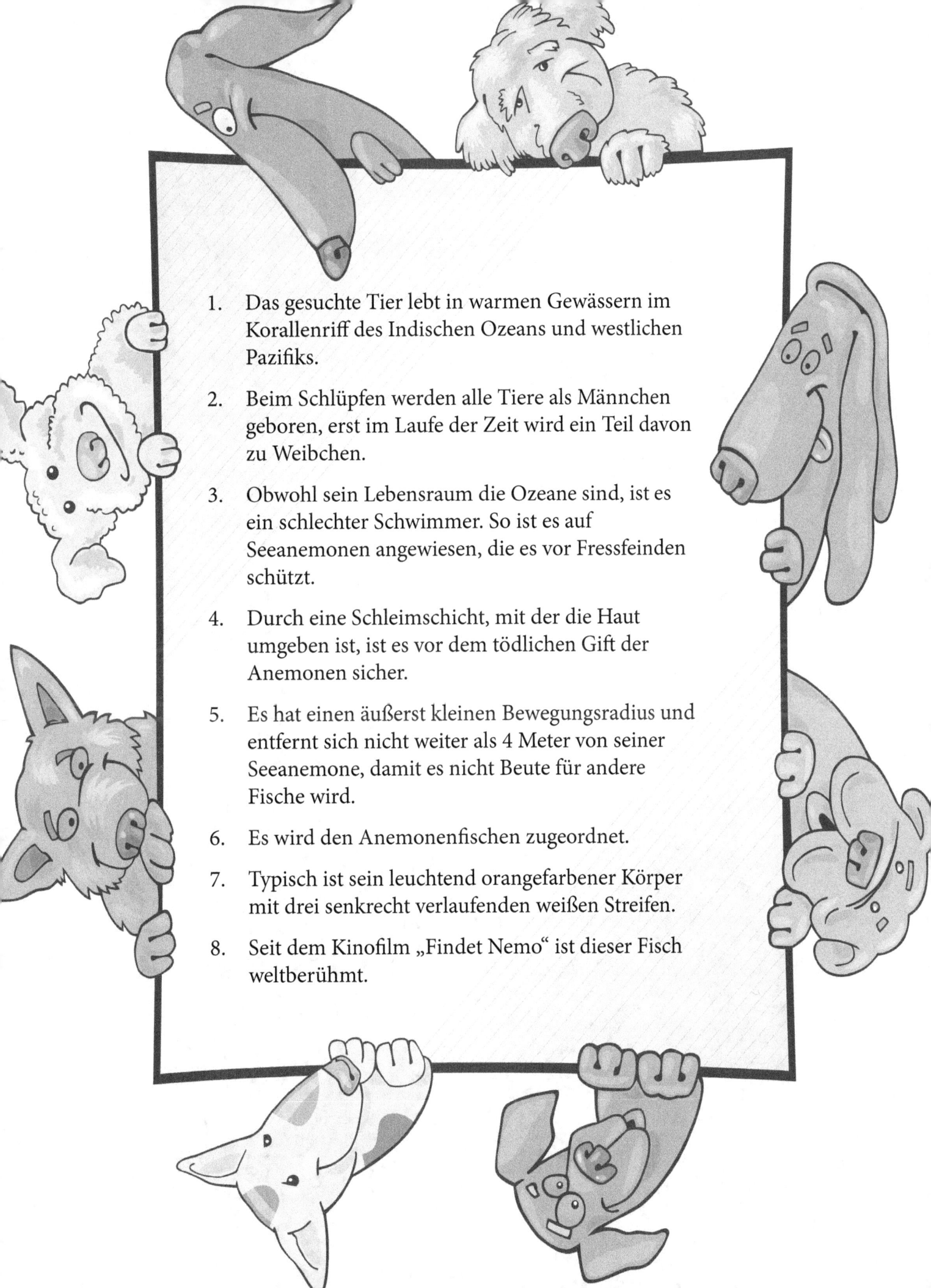

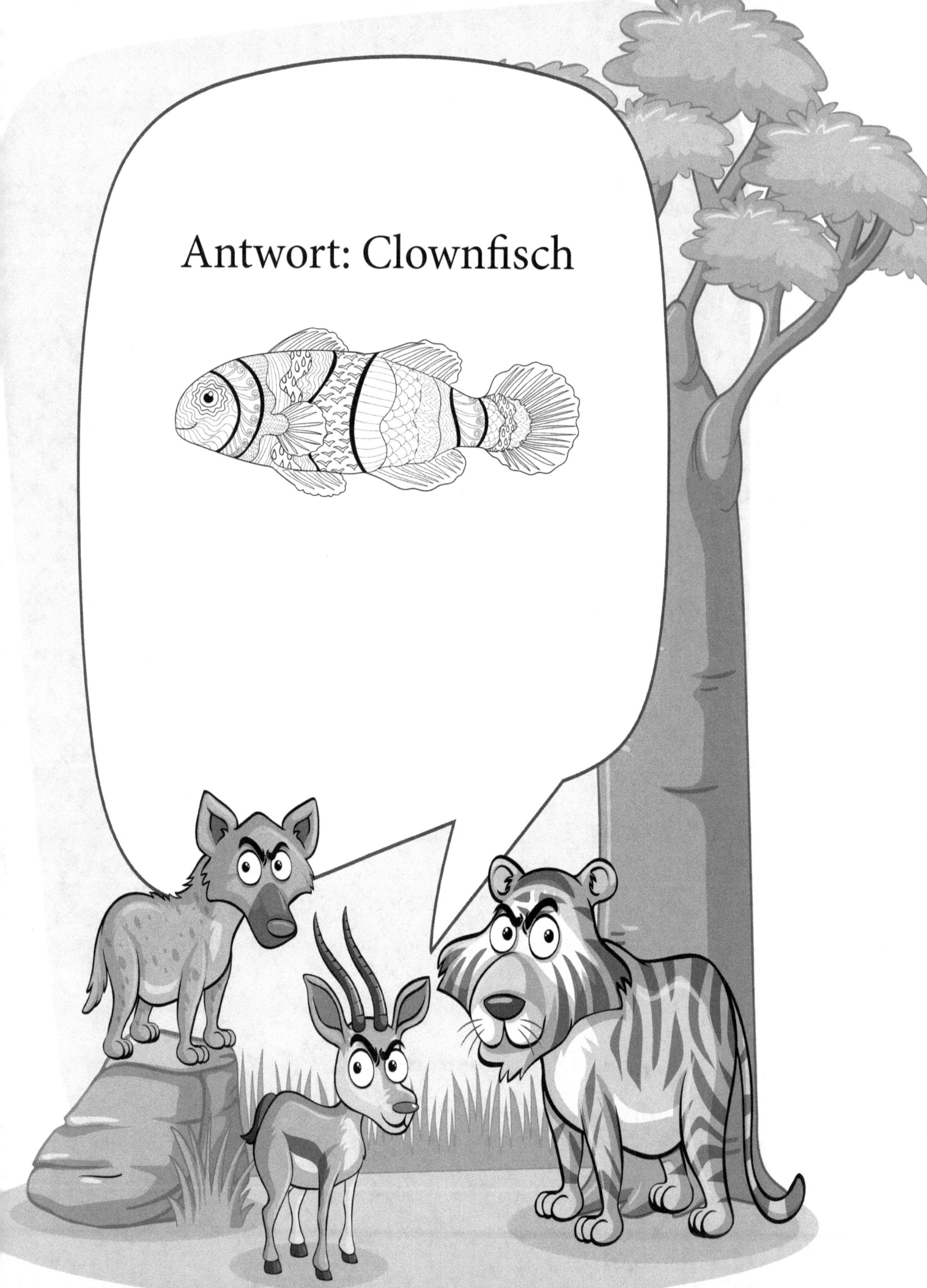

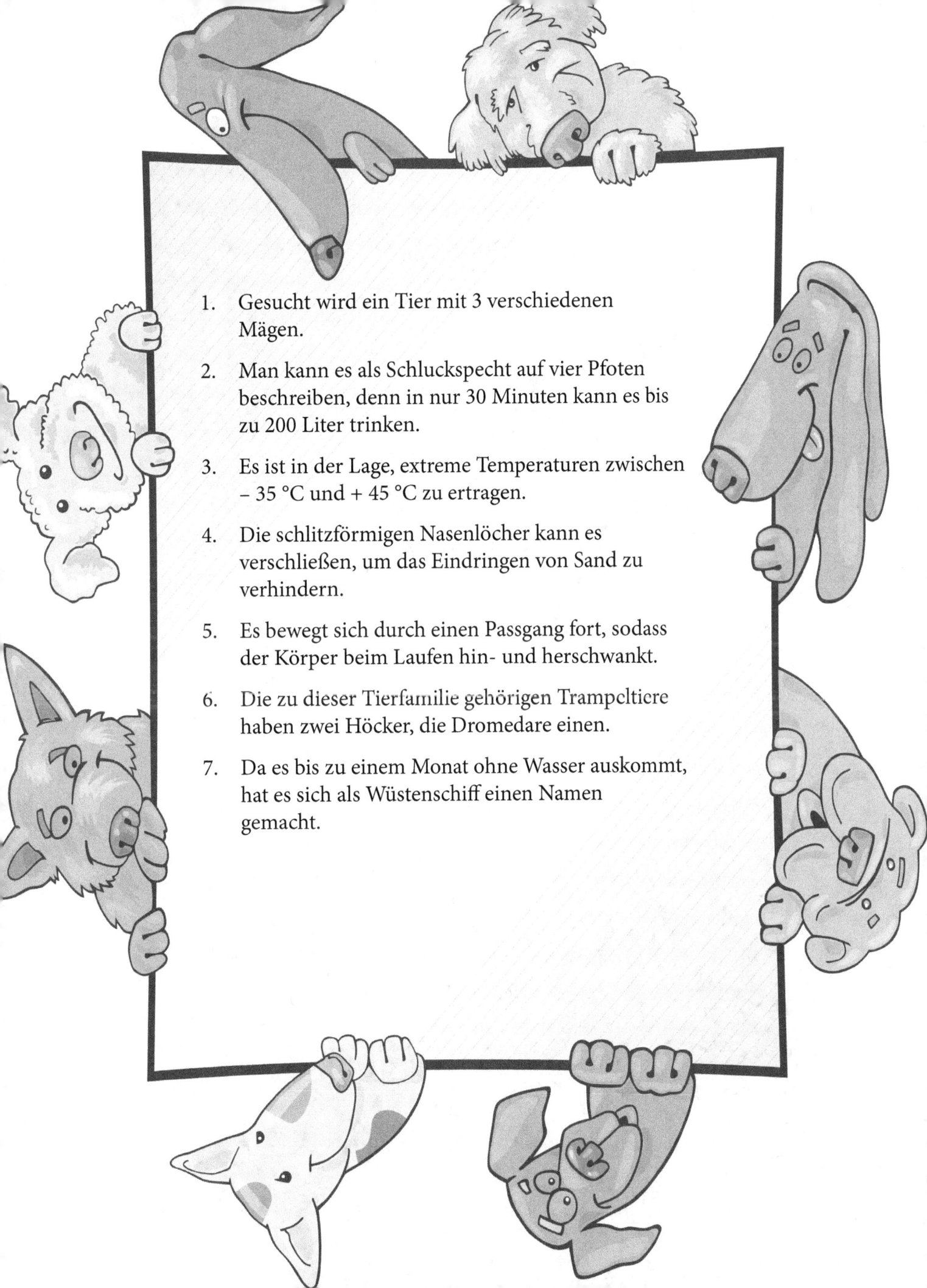

1. Gesucht wird ein Tier mit 3 verschiedenen Mägen.

2. Man kann es als Schluckspecht auf vier Pfoten beschreiben, denn in nur 30 Minuten kann es bis zu 200 Liter trinken.

3. Es ist in der Lage, extreme Temperaturen zwischen – 35 °C und + 45 °C zu ertragen.

4. Die schlitzförmigen Nasenlöcher kann es verschließen, um das Eindringen von Sand zu verhindern.

5. Es bewegt sich durch einen Passgang fort, sodass der Körper beim Laufen hin- und herschwankt.

6. Die zu dieser Tierfamilie gehörigen Trampeltiere haben zwei Höcker, die Dromedare einen.

7. Da es bis zu einem Monat ohne Wasser auskommt, hat es sich als Wüstenschiff einen Namen gemacht.

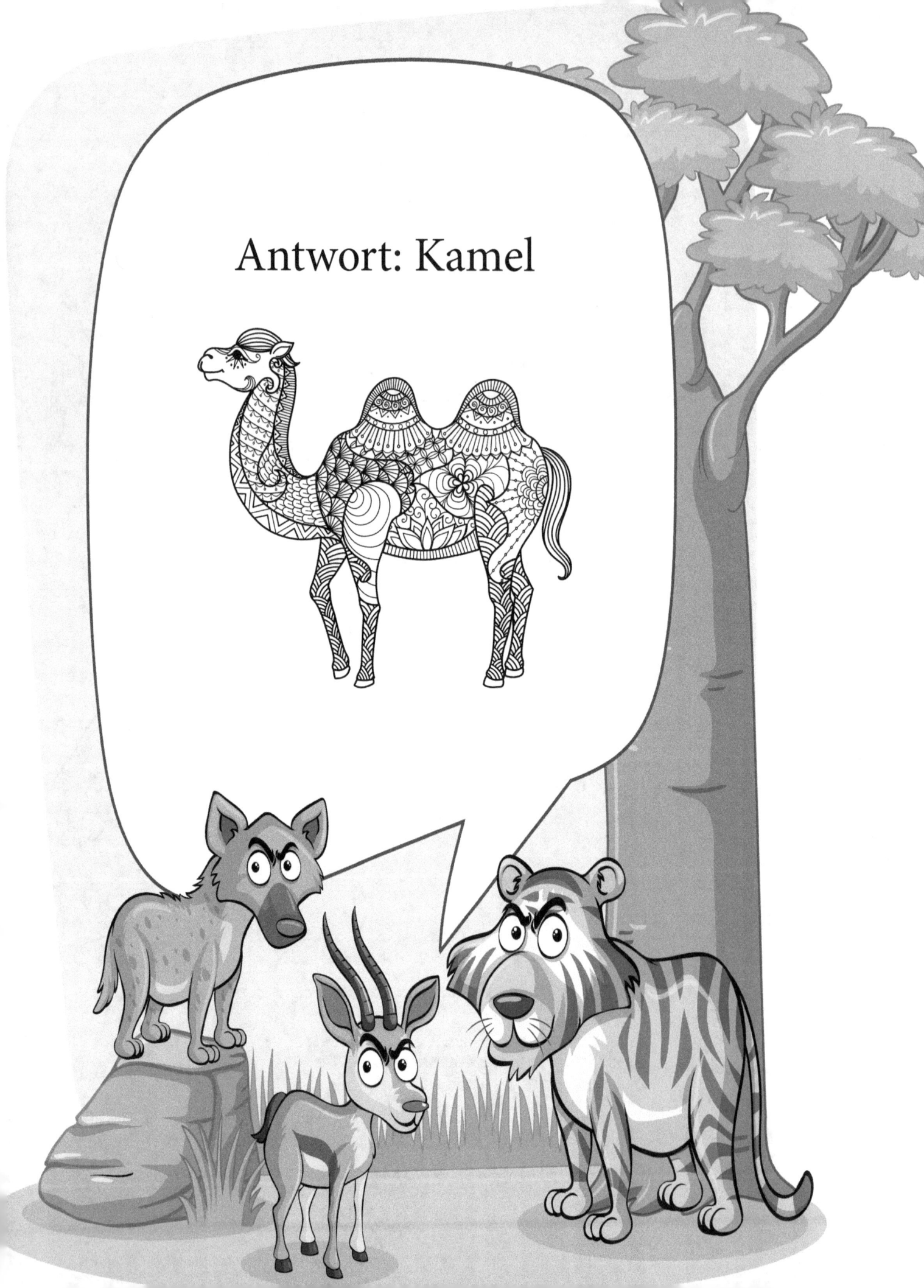

1. Zu dieser Tierart werden alle Hornträger gezählt, die weder Ziege, Schaf oder Rind sind und eine schlanke Gestalt aufweisen.

2. Je nach Art besitzt nur das Männchen Hörner.

3. Typisch ist ein heller Fleck auf der Rückseite des Schwanzes, der als Spiegel bezeichnet wird und die Artgenossen informiert, wenn Gefahr droht.

4. Vor seinen Feinden, zu denen besonders Raubkatzen und Hyänen gehören, kann es sich nur durch seine ausgeprägte Wachsamkeit und Schnelligkeit retten.

5. Je nach Lebensraum unterscheidet sich die Fellfarbe von hellbraun bis weiß und häufig auch gestreift.

6. Es wird auch Reh der Savanne genannt, was auf seinen Lebensraum in Savannen, Graslandschaften und Steppen zurückzuführen ist.

7. Der Name kommt aus dem Griechischen anthalops und heißt übersetzt „Glanz- oder Blumenauge".

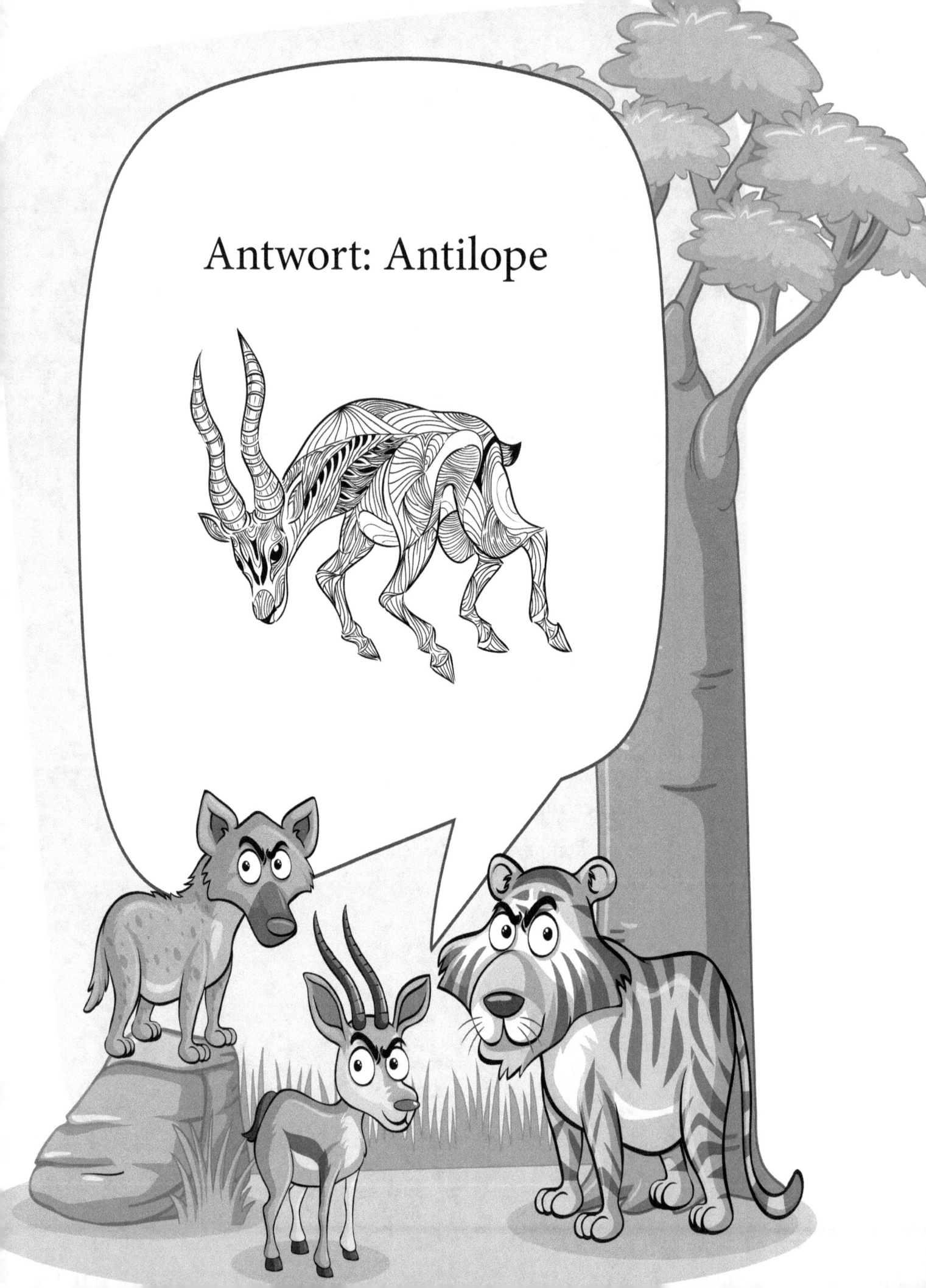

1. Gesucht wird ein Tier, das auf dem gesamten afrikanischen Kontinent zu finden ist, besonders häufig jedoch auf der Insel Madagaskar.

2. Die Zunge kann eineinhalbmal so lang wie das Tier selbst werden und ist an der Spitze besonders dick.

3. Es erzeugt mit der Zungenspitze einen Hohlraum, sodass es seine Beute mit Unterdruck anziehen kann.

4. Seine Schuppen wachsen nicht mit, sodass es sich regelmäßig häutet.

5. Seine Augen sind messerscharf und können bis zu einen Kilometer weit blicken.

6. Es hat beinahe einen 360 Grad Rundumblick, so dass unbemerktes Anschleichen nicht möglich ist.

7. Es kommuniziert mit seinen Artgenossen über seine Hautfarbe. Dunkle Farbe steht für Angriffsbereitschaft.

8. Die sich wechselnde Hautfarbe ist typisch für dieses Tier.

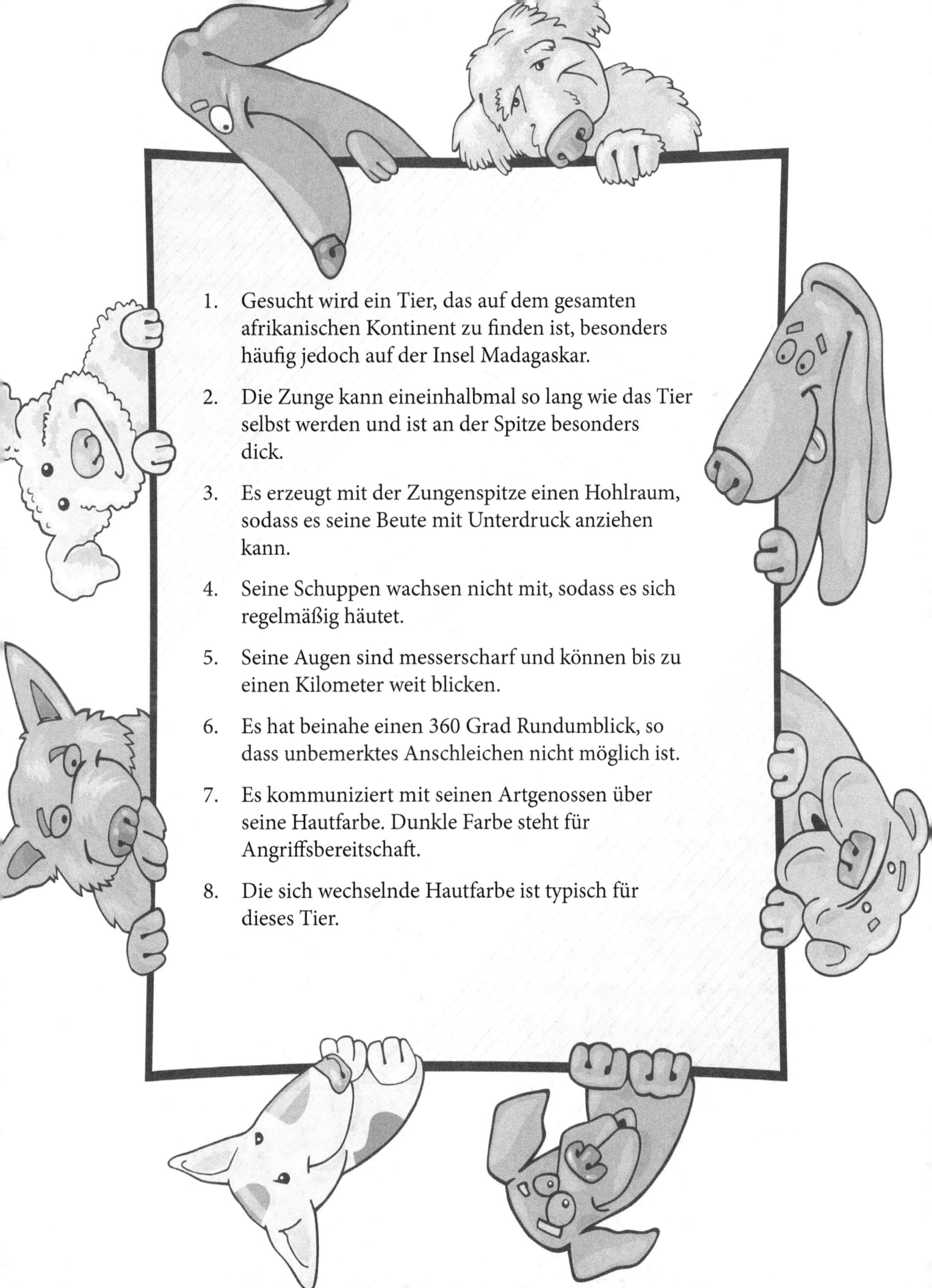

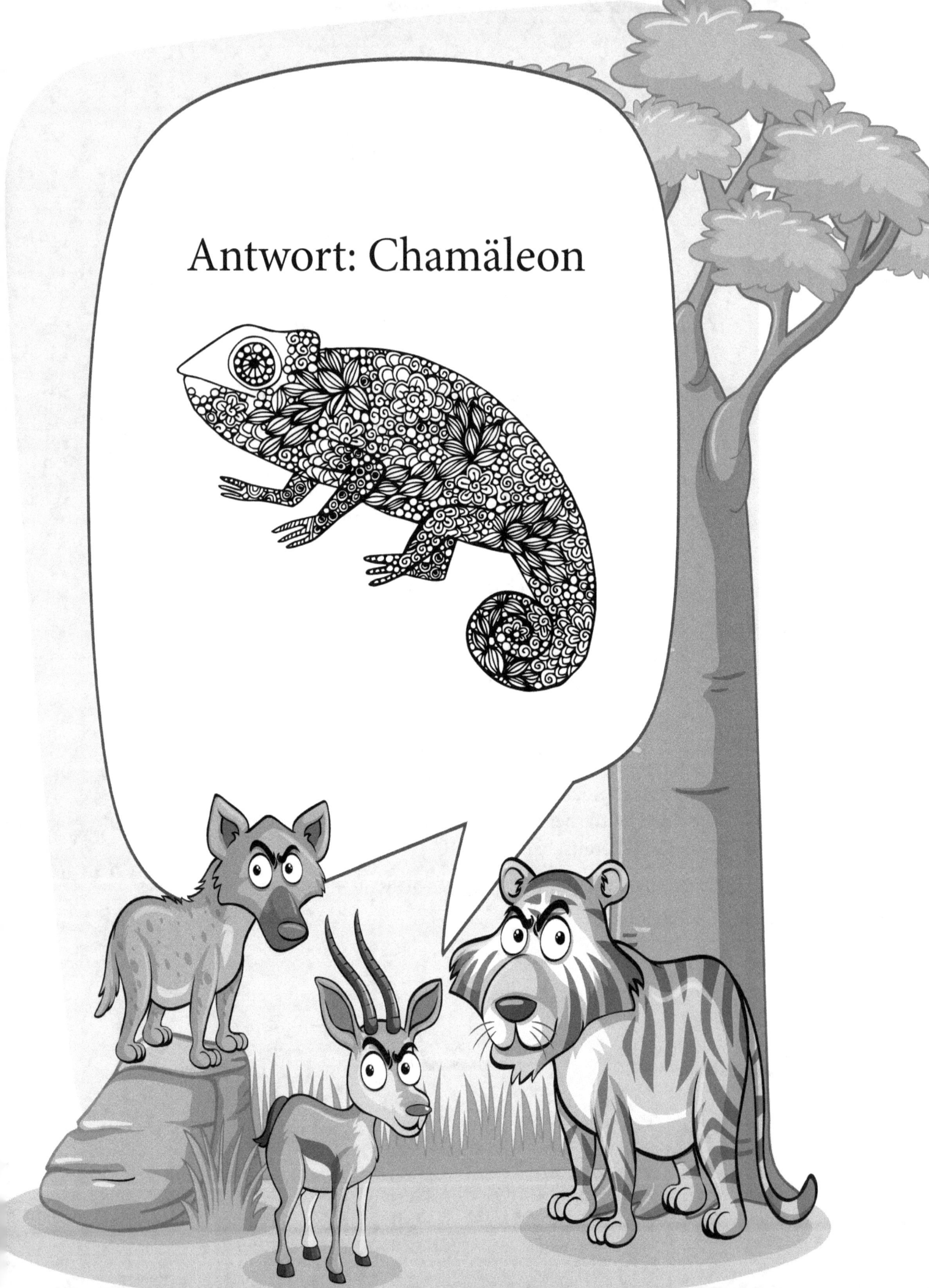

1. Gesucht wird der kleinste Vertreter der Laufvögel.
2. Je nach Art kann er zwischen 25 und 50 Jahre alt werden.
3. Er kann aufgrund seiner Miniflügel und des fehlenden Schwanzes nicht fliegen, aber gehört trotzdem zur Familie der Vögel.
4. Obwohl er ein Vogel ist, baut er kein Nest, sondern lebt in einer kleinen Höhle.
5. Er kann nicht sonderlich gut sehen, ist aber trotzdem hauptsächlich nachts unterwegs.
6. Mit seinem ungewöhnlich langen und biegsamen Schnabel kann er verborgene Würmer im Erdreich erschnüffeln und ertasten.
7. Auf seiner Beutesuche hinterlässt er Spuren durch ca. 15 cm lange Löcher im Boden.
8. Dieser seltene Vogel ist das Nationaltier Neuseelands, sodass man ihn sogar auf Briefmarken findet.

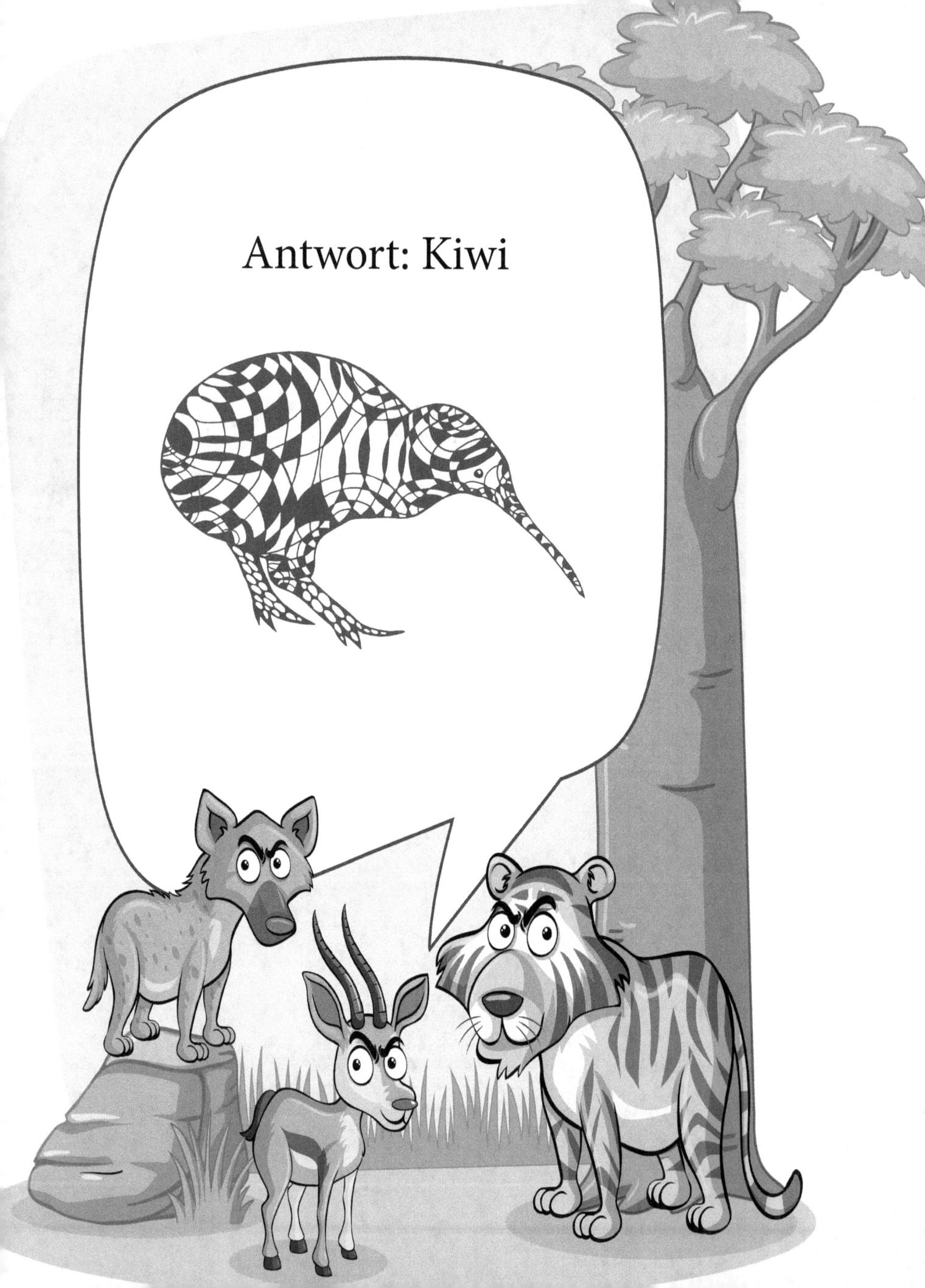

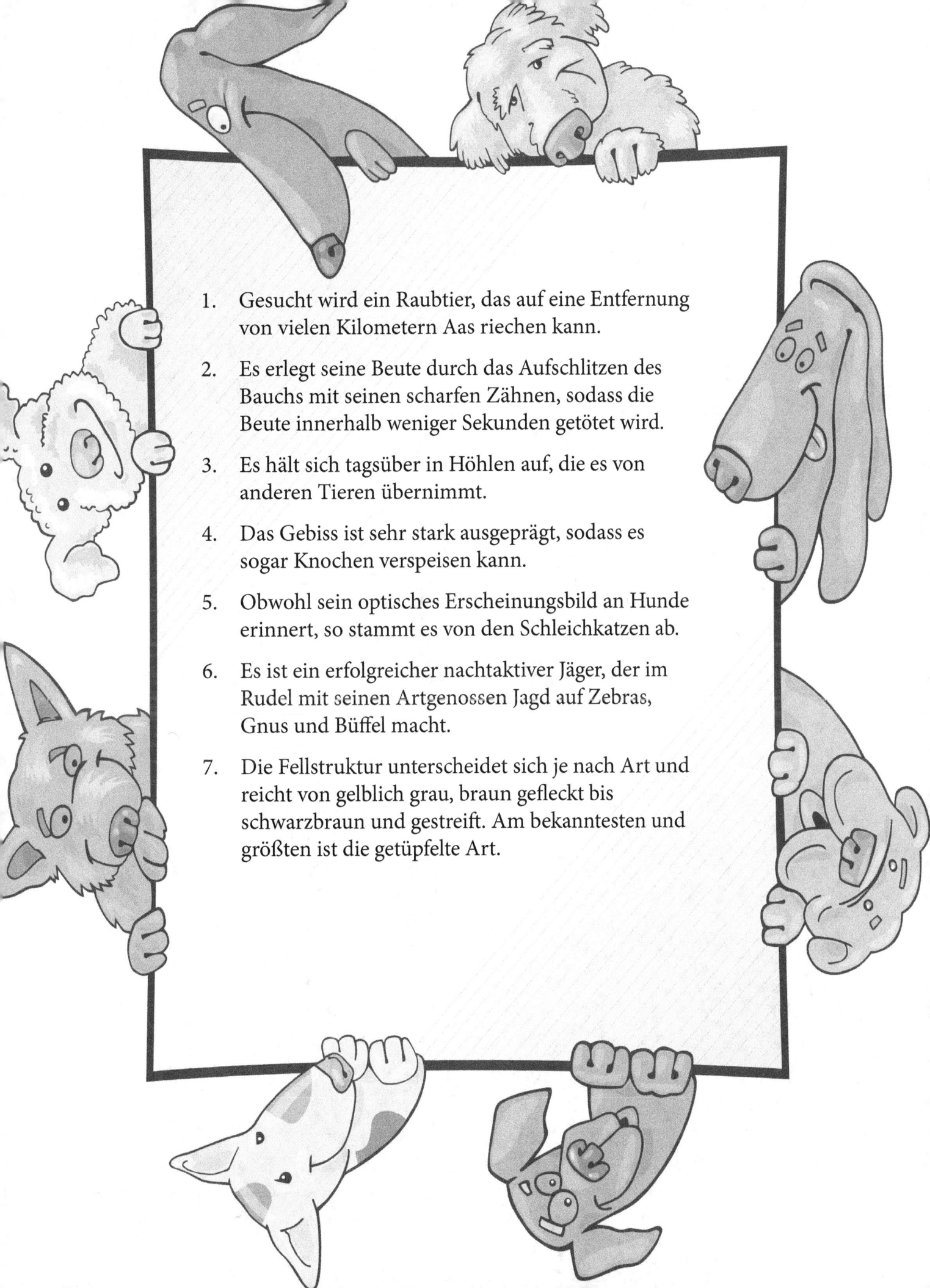

1. Gesucht wird ein Raubtier, das auf eine Entfernung von vielen Kilometern Aas riechen kann.

2. Es erlegt seine Beute durch das Aufschlitzen des Bauchs mit seinen scharfen Zähnen, sodass die Beute innerhalb weniger Sekunden getötet wird.

3. Es hält sich tagsüber in Höhlen auf, die es von anderen Tieren übernimmt.

4. Das Gebiss ist sehr stark ausgeprägt, sodass es sogar Knochen verspeisen kann.

5. Obwohl sein optisches Erscheinungsbild an Hunde erinnert, so stammt es von den Schleichkatzen ab.

6. Es ist ein erfolgreicher nachtaktiver Jäger, der im Rudel mit seinen Artgenossen Jagd auf Zebras, Gnus und Büffel macht.

7. Die Fellstruktur unterscheidet sich je nach Art und reicht von gelblich grau, braun gefleckt bis schwarzbraun und gestreift. Am bekanntesten und größten ist die getüpfelte Art.

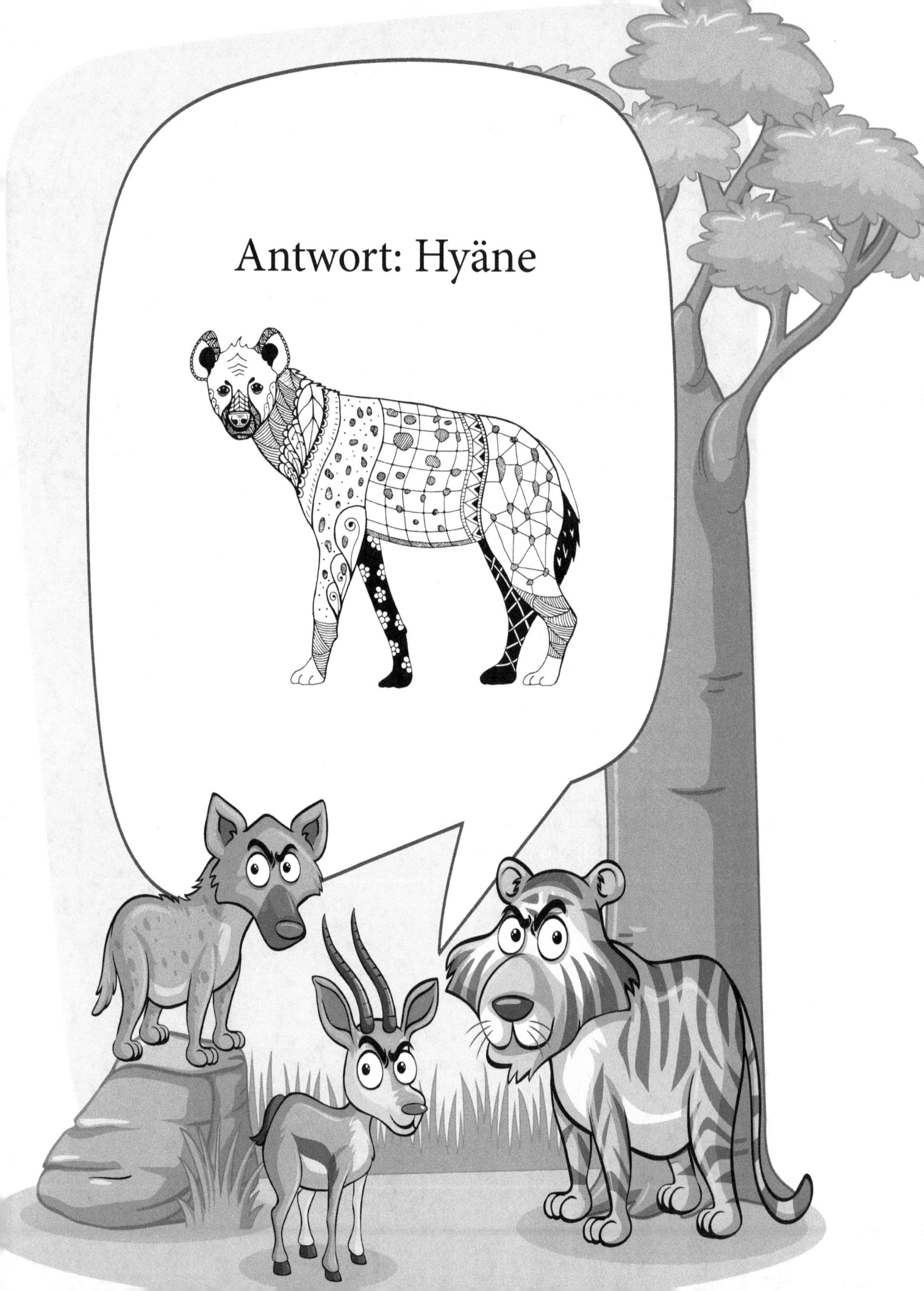

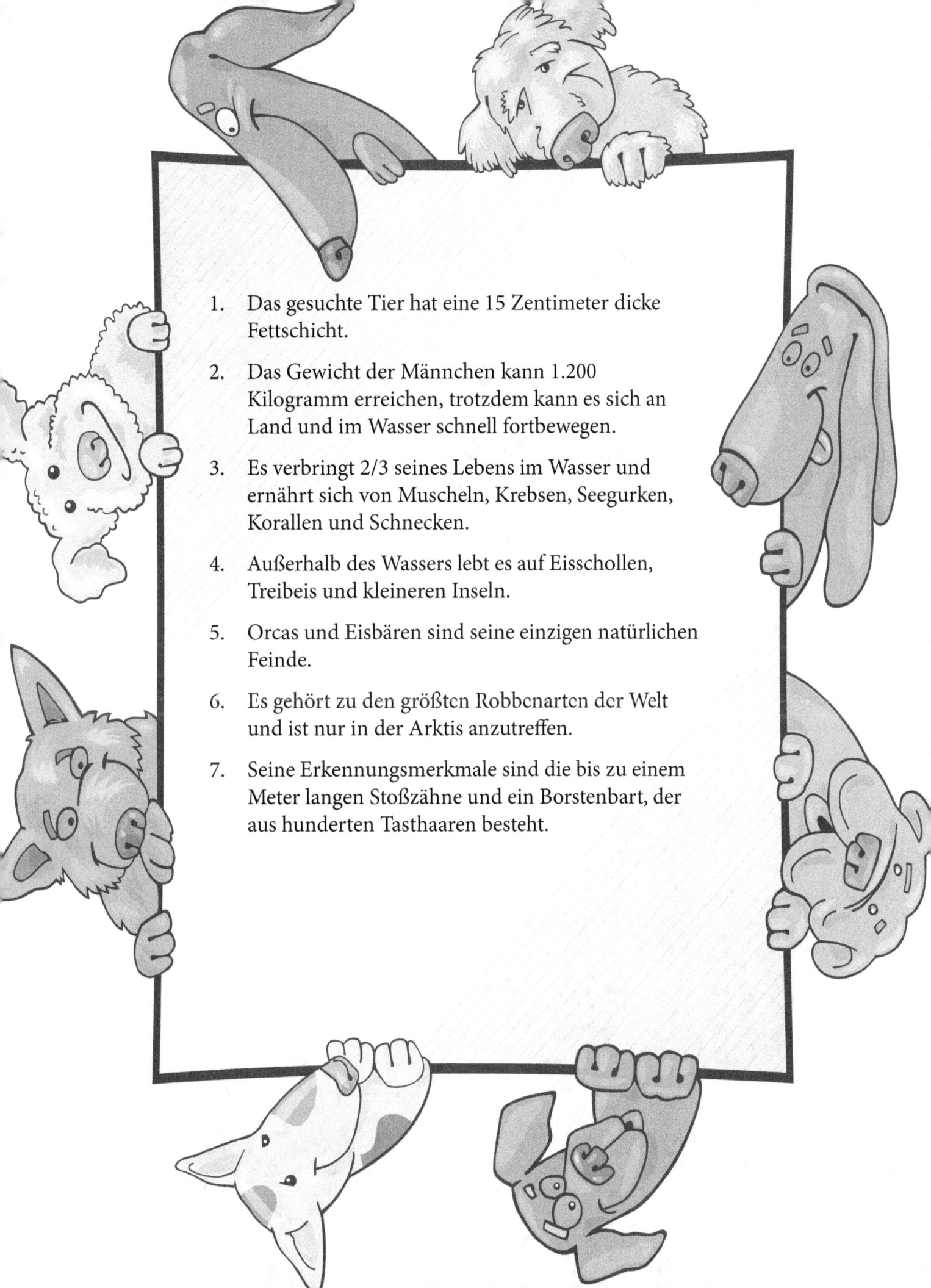

1. Das gesuchte Tier hat eine 15 Zentimeter dicke Fettschicht.

2. Das Gewicht der Männchen kann 1.200 Kilogramm erreichen, trotzdem kann es sich an Land und im Wasser schnell fortbewegen.

3. Es verbringt 2/3 seines Lebens im Wasser und ernährt sich von Muscheln, Krebsen, Seegurken, Korallen und Schnecken.

4. Außerhalb des Wassers lebt es auf Eisschollen, Treibeis und kleineren Inseln.

5. Orcas und Eisbären sind seine einzigen natürlichen Feinde.

6. Es gehört zu den größten Robbenarten der Welt und ist nur in der Arktis anzutreffen.

7. Seine Erkennungsmerkmale sind die bis zu einem Meter langen Stoßzähne und ein Borstenbart, der aus hunderten Tasthaaren besteht.

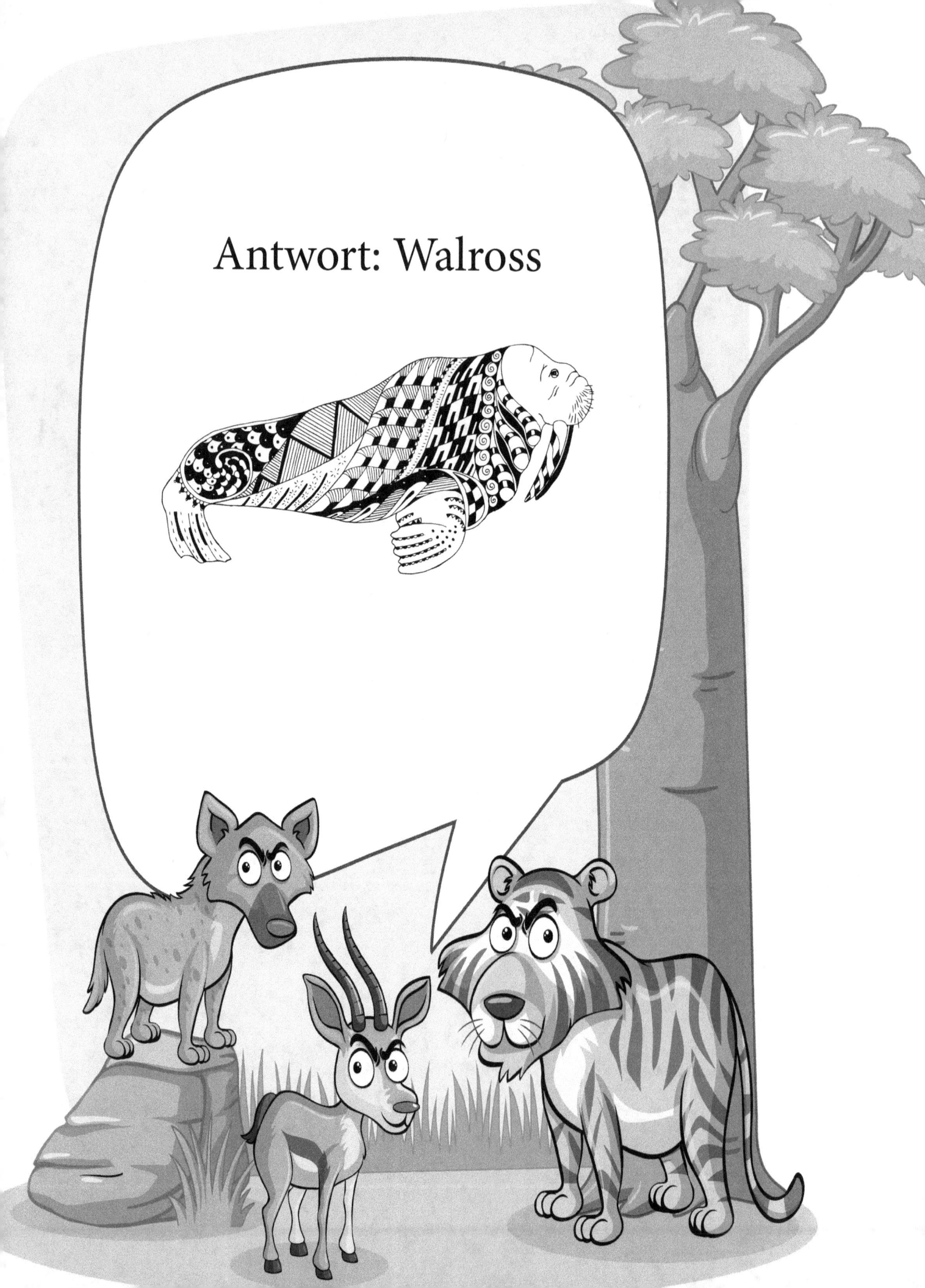

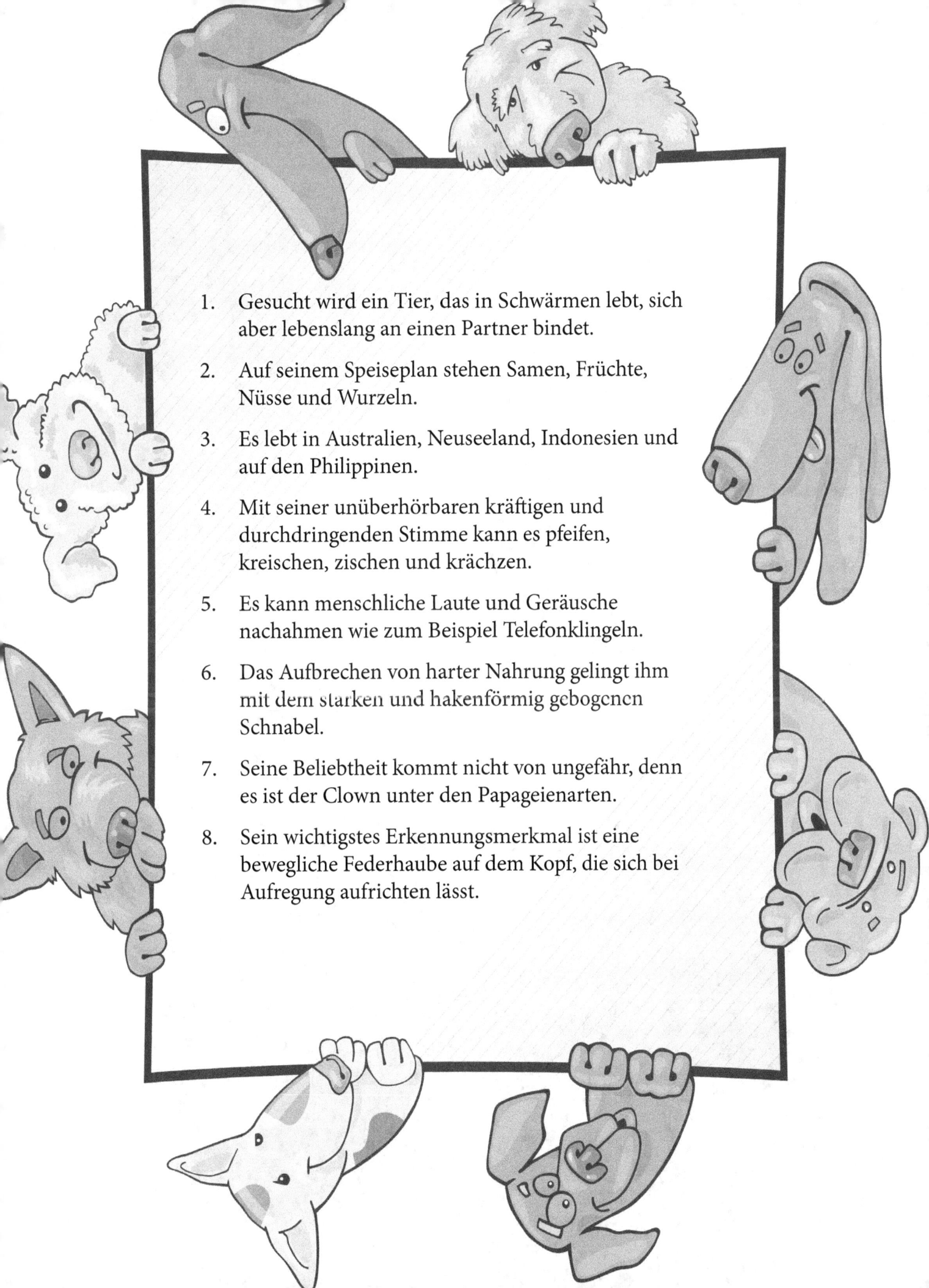

1. Gesucht wird ein Tier, das in Schwärmen lebt, sich aber lebenslang an einen Partner bindet.
2. Auf seinem Speiseplan stehen Samen, Früchte, Nüsse und Wurzeln.
3. Es lebt in Australien, Neuseeland, Indonesien und auf den Philippinen.
4. Mit seiner unüberhörbaren kräftigen und durchdringenden Stimme kann es pfeifen, kreischen, zischen und krächzen.
5. Es kann menschliche Laute und Geräusche nachahmen wie zum Beispiel Telefonklingeln.
6. Das Aufbrechen von harter Nahrung gelingt ihm mit dem starken und hakenförmig gebogenen Schnabel.
7. Seine Beliebtheit kommt nicht von ungefähr, denn es ist der Clown unter den Papageienarten.
8. Sein wichtigstes Erkennungsmerkmal ist eine bewegliche Federhaube auf dem Kopf, die sich bei Aufregung aufrichten lässt.

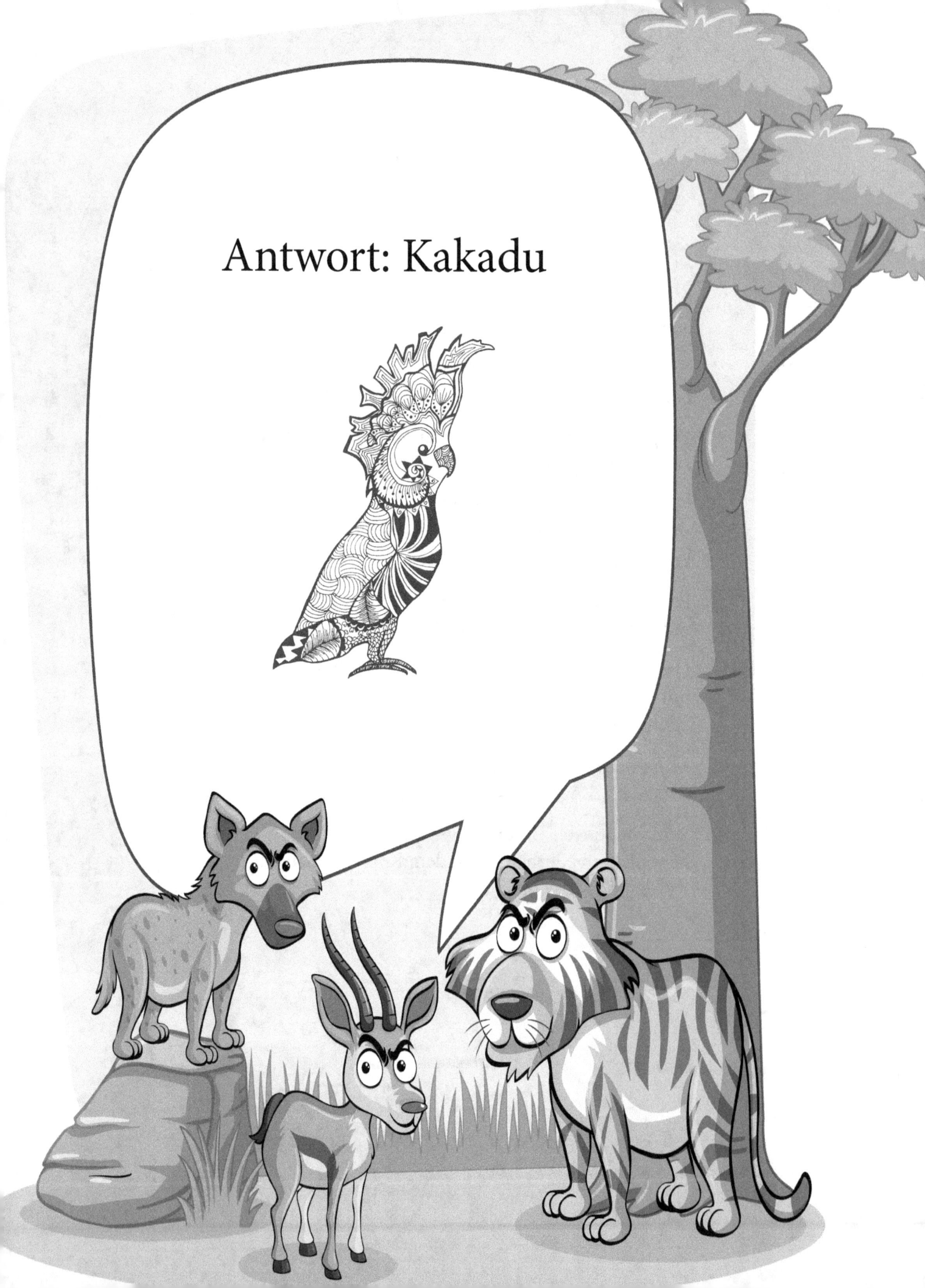

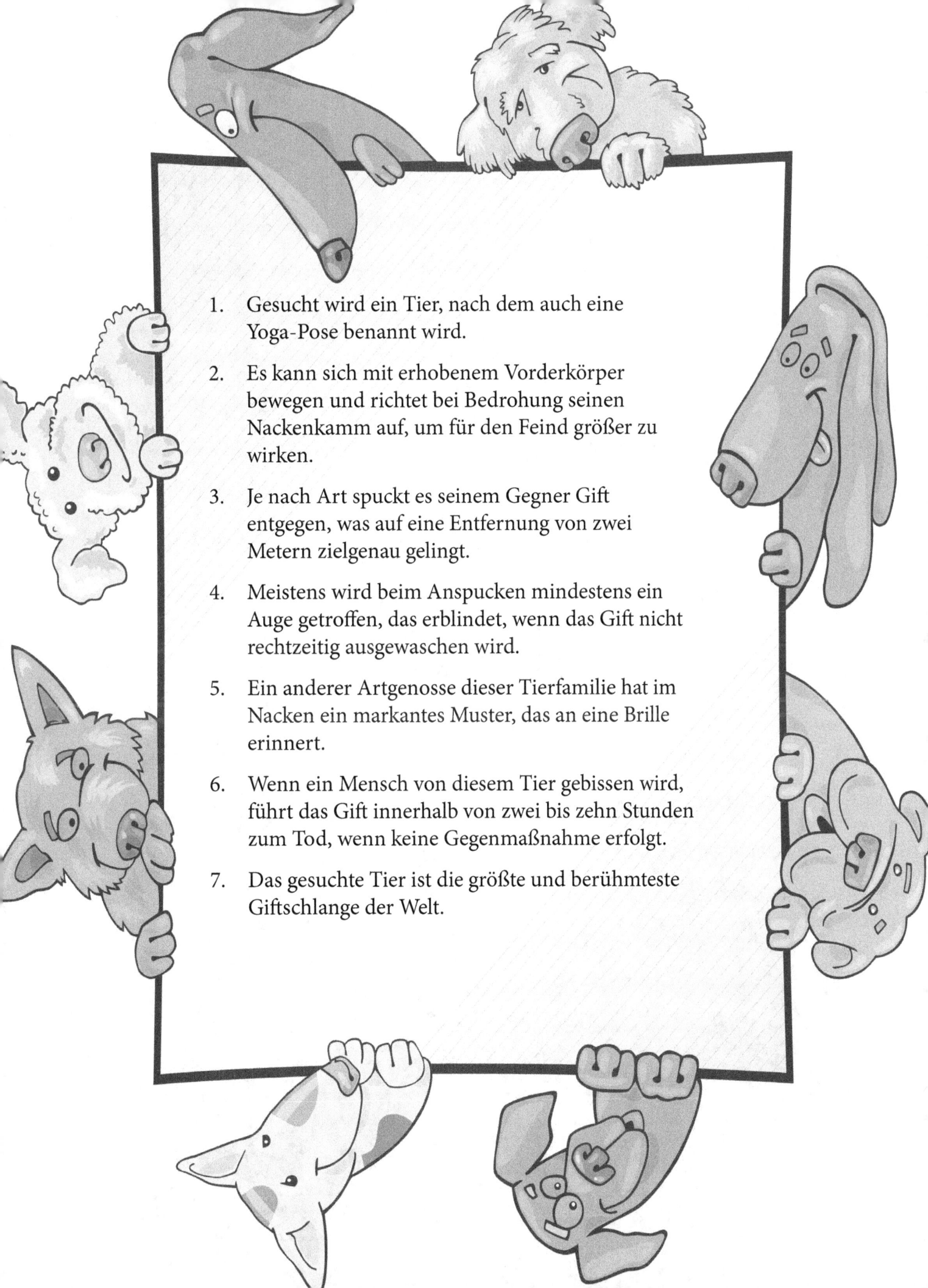

1. Gesucht wird ein Tier, nach dem auch eine Yoga-Pose benannt wird.
2. Es kann sich mit erhobenem Vorderkörper bewegen und richtet bei Bedrohung seinen Nackenkamm auf, um für den Feind größer zu wirken.
3. Je nach Art spuckt es seinem Gegner Gift entgegen, was auf eine Entfernung von zwei Metern zielgenau gelingt.
4. Meistens wird beim Anspucken mindestens ein Auge getroffen, das erblindet, wenn das Gift nicht rechtzeitig ausgewaschen wird.
5. Ein anderer Artgenosse dieser Tierfamilie hat im Nacken ein markantes Muster, das an eine Brille erinnert.
6. Wenn ein Mensch von diesem Tier gebissen wird, führt das Gift innerhalb von zwei bis zehn Stunden zum Tod, wenn keine Gegenmaßnahme erfolgt.
7. Das gesuchte Tier ist die größte und berühmteste Giftschlange der Welt.

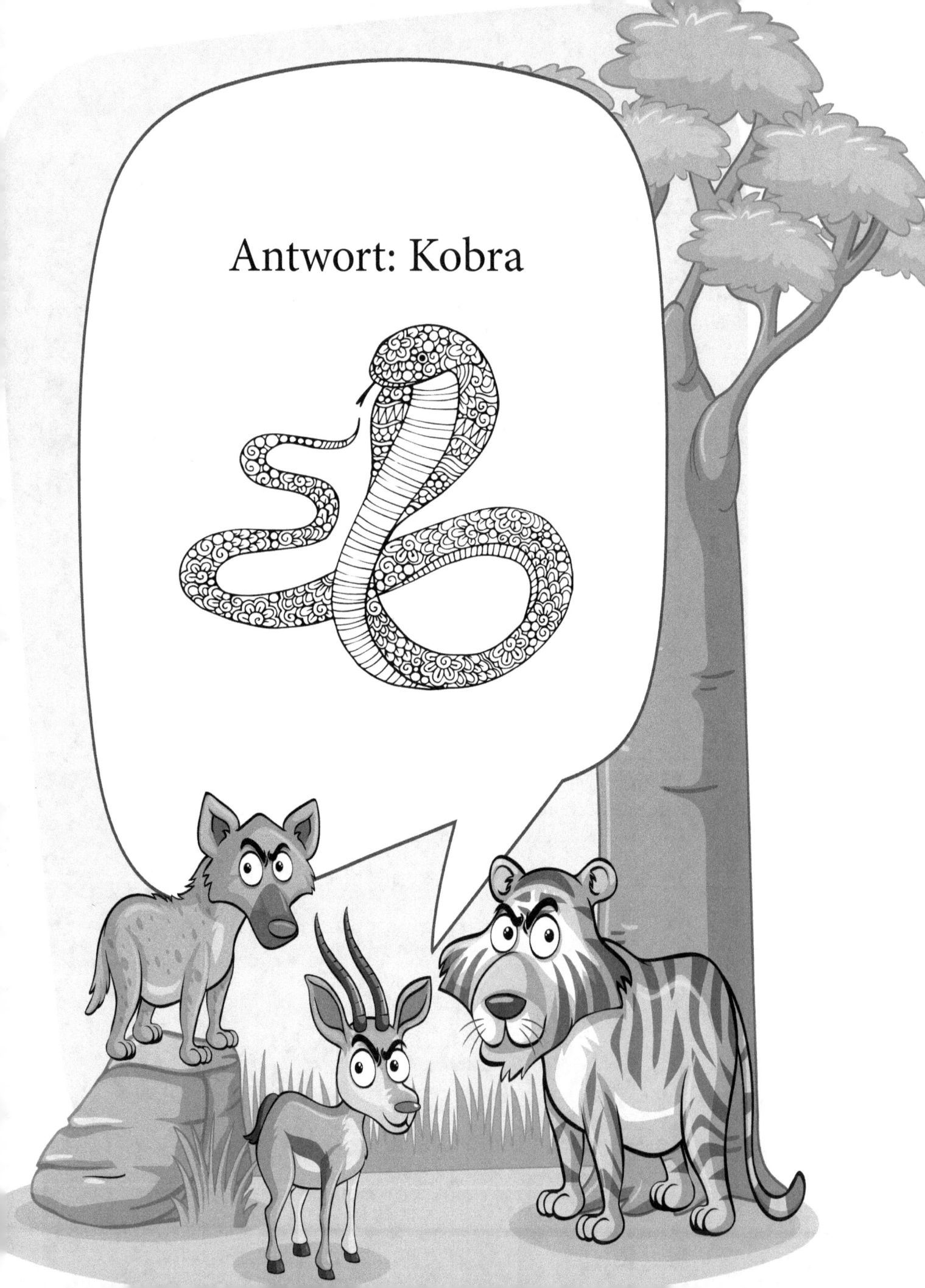

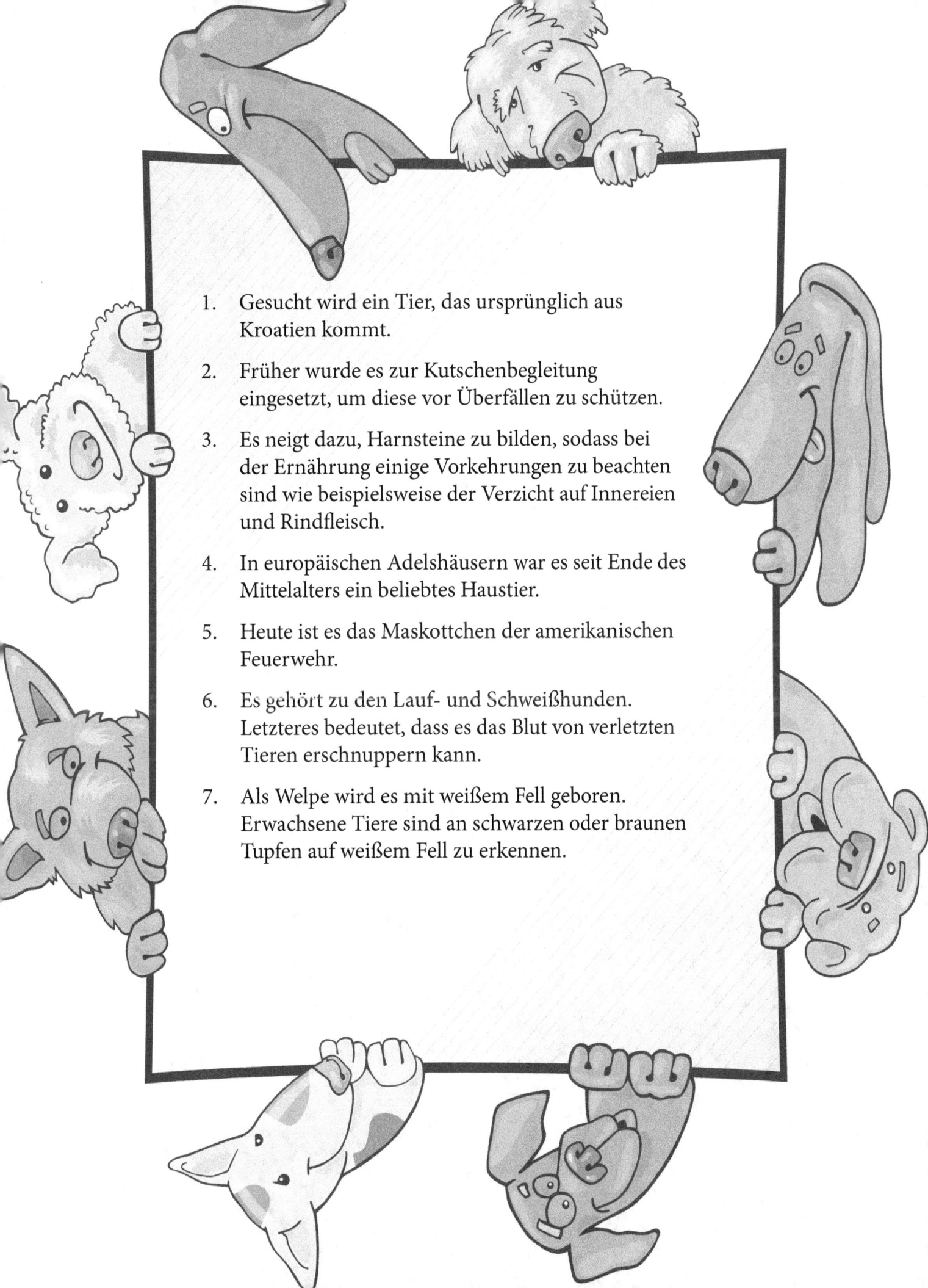

1. Gesucht wird ein Tier, das ursprünglich aus Kroatien kommt.

2. Früher wurde es zur Kutschenbegleitung eingesetzt, um diese vor Überfällen zu schützen.

3. Es neigt dazu, Harnsteine zu bilden, sodass bei der Ernährung einige Vorkehrungen zu beachten sind wie beispielsweise der Verzicht auf Innereien und Rindfleisch.

4. In europäischen Adelshäusern war es seit Ende des Mittelalters ein beliebtes Haustier.

5. Heute ist es das Maskottchen der amerikanischen Feuerwehr.

6. Es gehört zu den Lauf- und Schweißhunden. Letzteres bedeutet, dass es das Blut von verletzten Tieren erschnuppern kann.

7. Als Welpe wird es mit weißem Fell geboren. Erwachsene Tiere sind an schwarzen oder braunen Tupfen auf weißem Fell zu erkennen.

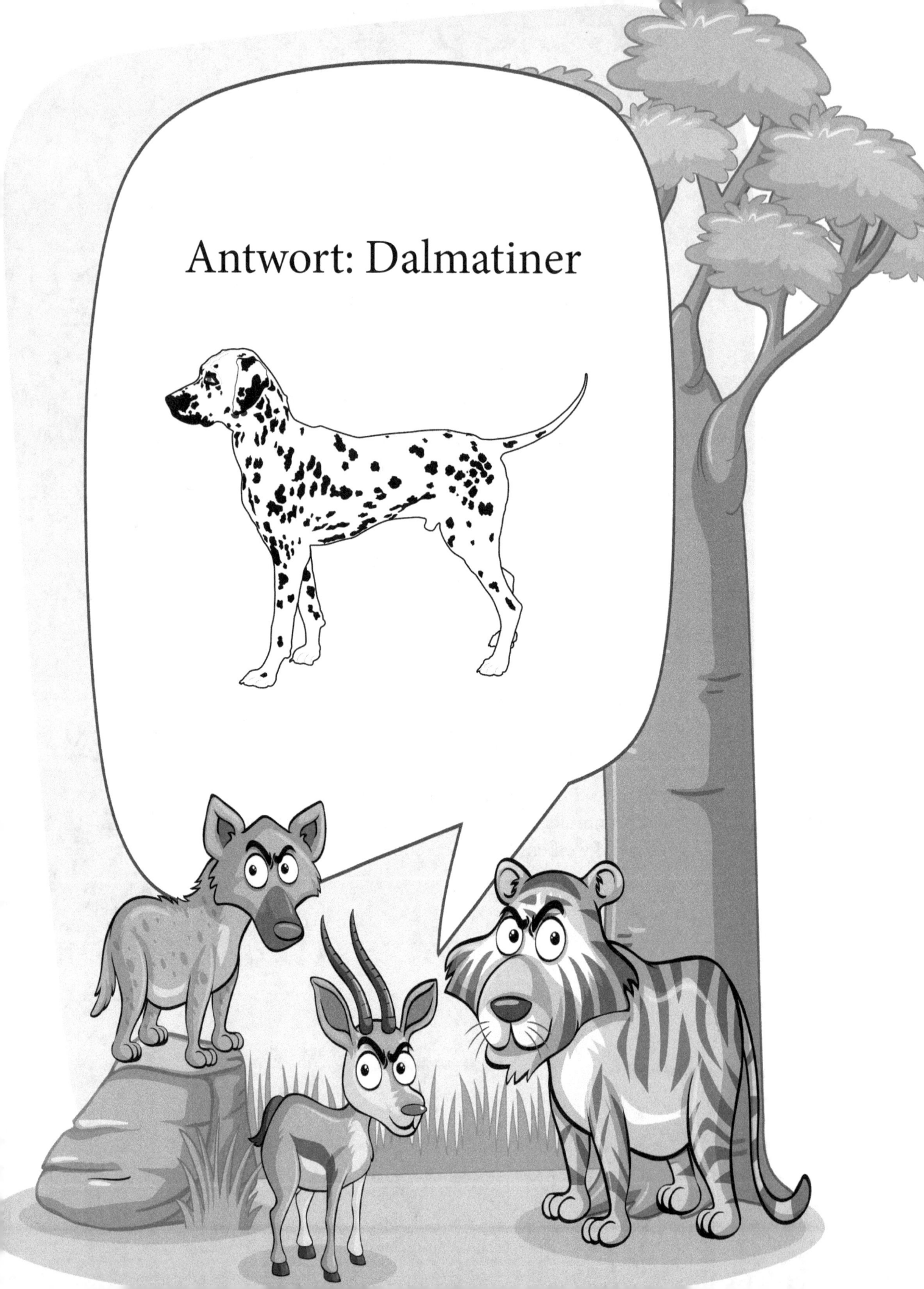

1. Der Lebensraum dieses Tieres sind Laubwälder, Berghänge, Parkanlagen, Hecken, Gärten und Gebüsch.

2. Es ist ein Zwitter, sodass es über weibliche und männliche Geschlechtsorgane verfügt.

3. Theoretisch kann es 30 Jahre alt werden, in der freien Natur gelingt dies aber nur selten.

4. Die Augen befinden sich auf den Fühlern und sind als winzige dunkle Punkte zu erkennen.

5. Mit den Fühlern kann es nicht nur sehen, sondern auch riechen.

6. Es gilt als Delikatesse, aber für den Verzehr dürfen nur Tiere aus Züchtungen verwendet werden.

7. Sein Gehäuse besteht aus Kalk, was dieses sehr hart und beständig macht. Der Gehäusebau ist erst im Alter von 3 Jahren abgeschlossen.

8. Es ist die größte Schnecke mit Gehäuse in Mitteleuropa.

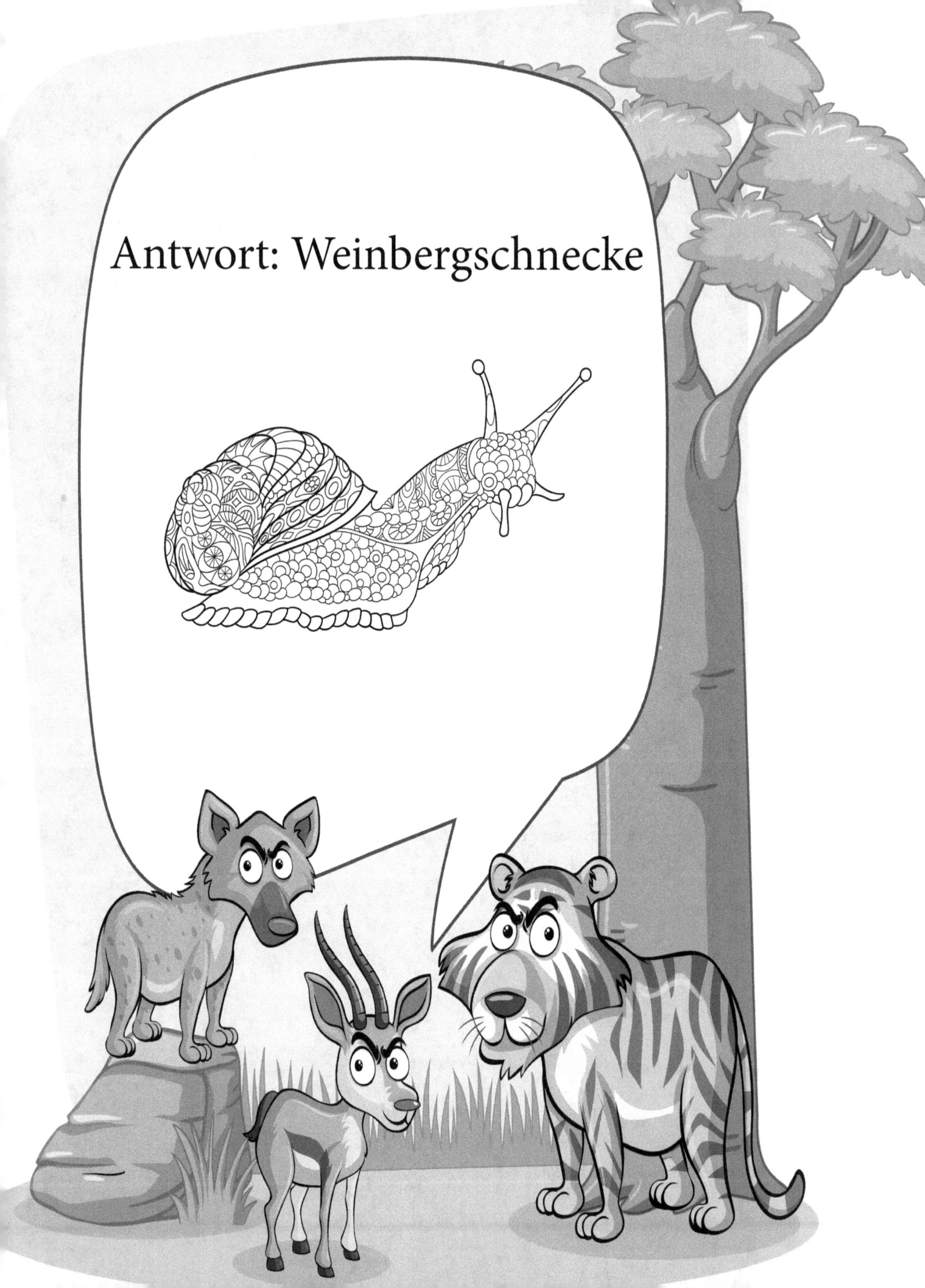

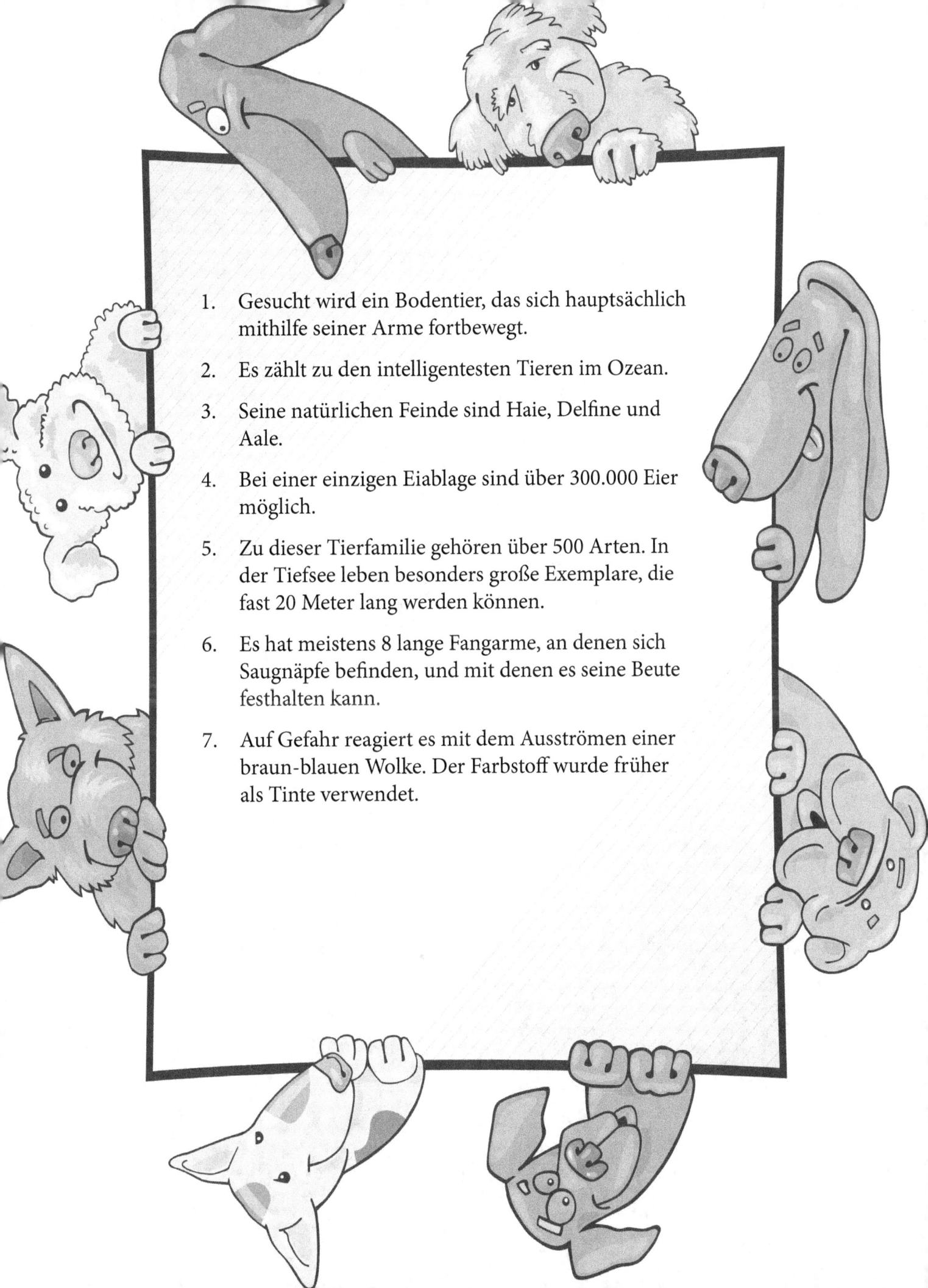

1. Gesucht wird ein Bodentier, das sich hauptsächlich mithilfe seiner Arme fortbewegt.
2. Es zählt zu den intelligentesten Tieren im Ozean.
3. Seine natürlichen Feinde sind Haie, Delfine und Aale.
4. Bei einer einzigen Eiablage sind über 300.000 Eier möglich.
5. Zu dieser Tierfamilie gehören über 500 Arten. In der Tiefsee leben besonders große Exemplare, die fast 20 Meter lang werden können.
6. Es hat meistens 8 lange Fangarme, an denen sich Saugnäpfe befinden, und mit denen es seine Beute festhalten kann.
7. Auf Gefahr reagiert es mit dem Ausströmen einer braun-blauen Wolke. Der Farbstoff wurde früher als Tinte verwendet.

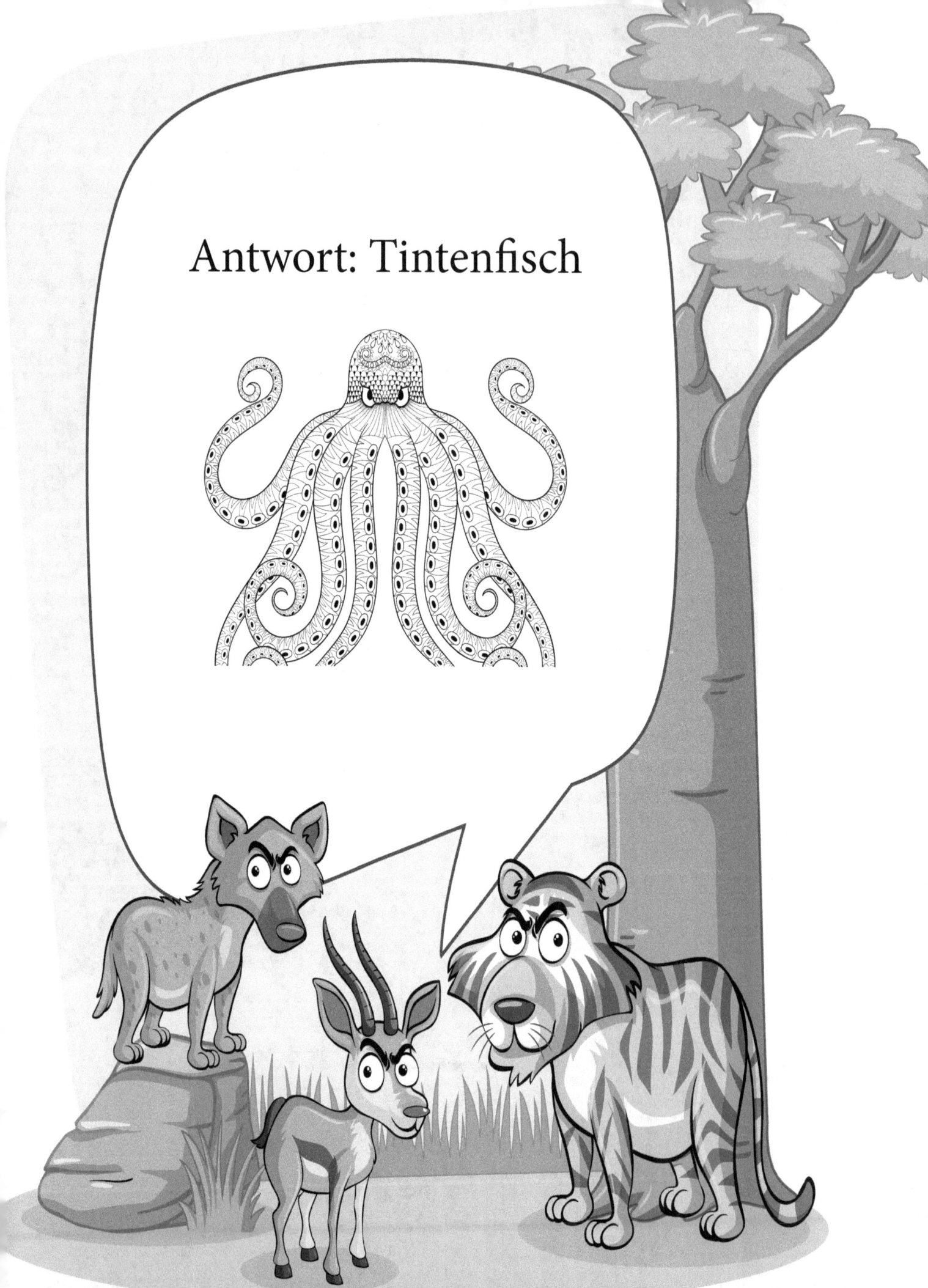

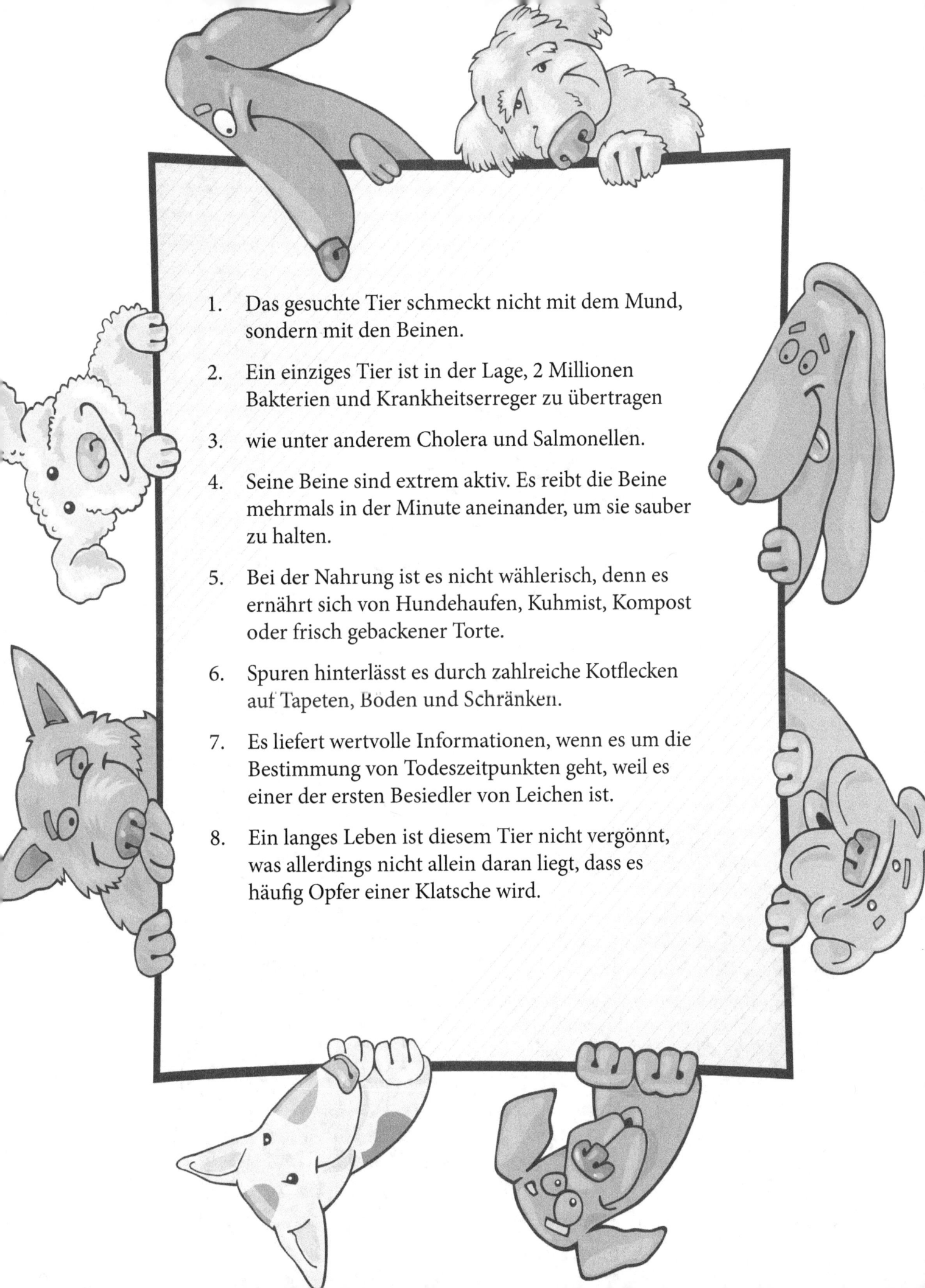

1. Das gesuchte Tier schmeckt nicht mit dem Mund, sondern mit den Beinen.

2. Ein einziges Tier ist in der Lage, 2 Millionen Bakterien und Krankheitserreger zu übertragen

3. wie unter anderem Cholera und Salmonellen.

4. Seine Beine sind extrem aktiv. Es reibt die Beine mehrmals in der Minute aneinander, um sie sauber zu halten.

5. Bei der Nahrung ist es nicht wählerisch, denn es ernährt sich von Hundehaufen, Kuhmist, Kompost oder frisch gebackener Torte.

6. Spuren hinterlässt es durch zahlreiche Kotflecken auf Tapeten, Böden und Schränken.

7. Es liefert wertvolle Informationen, wenn es um die Bestimmung von Todeszeitpunkten geht, weil es einer der ersten Besiedler von Leichen ist.

8. Ein langes Leben ist diesem Tier nicht vergönnt, was allerdings nicht allein daran liegt, dass es häufig Opfer einer Klatsche wird.

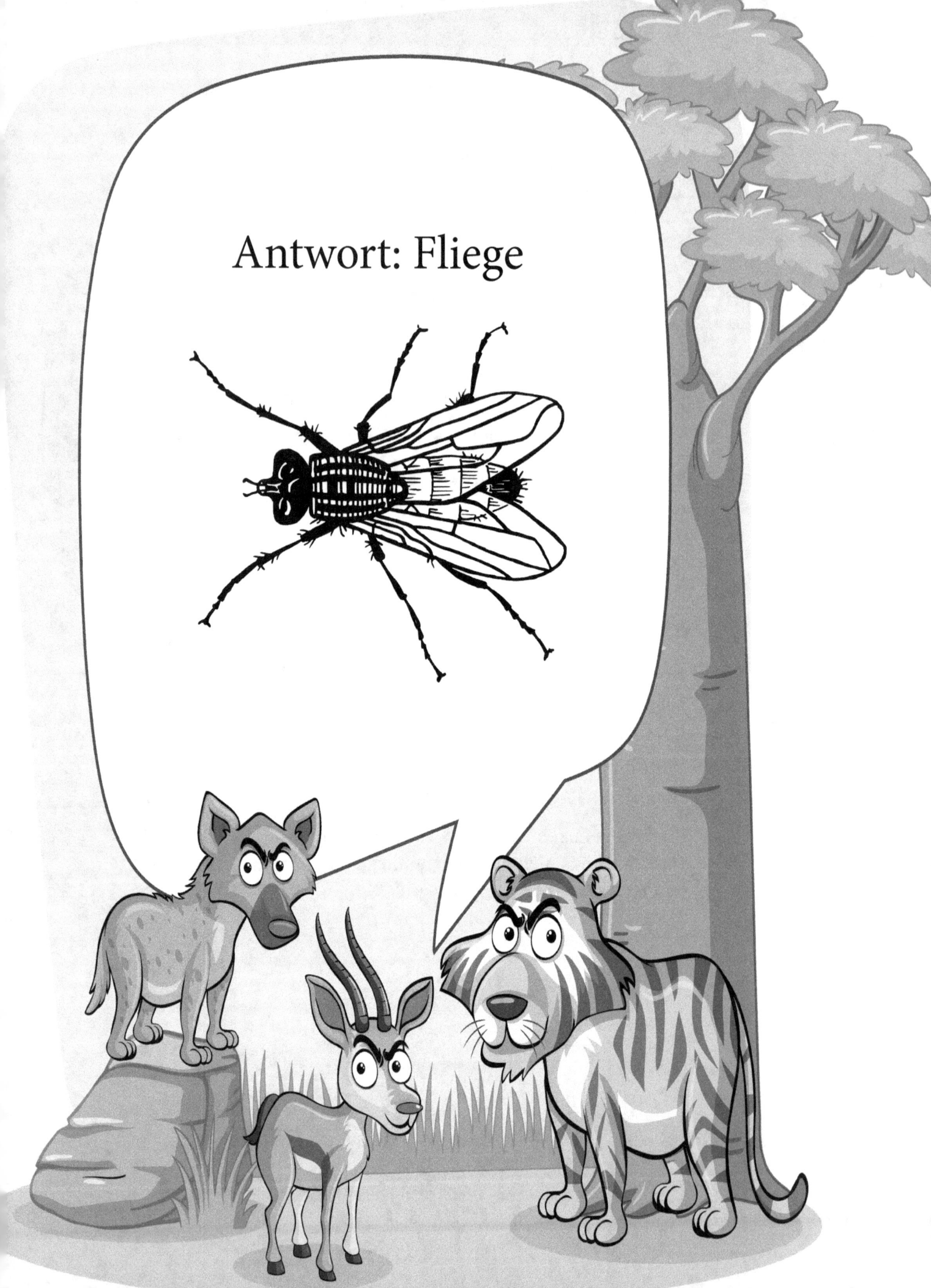

1. Gesucht wird ein Tier, das in tropischen und subtropischen Wäldern heimisch ist.

2. Es ist ein Sternenbild des Südhimmels, südlich des Kranichs angesiedelt.

3. Sein Lebensraum sind mittlere Höhenlagen im Amazonasgebiet Südamerikas.

4. Auf seinem Speiseplan stehen Vogeleier, Spinnen, Insekten, kleine Säugetiere, Reptilien und Früchte.

5. Es lebt in den Baumkronen in dicht bewachsenen Urwäldern und bewegt sich überwiegend durch Hüpfen von Ast zu Ast fort.

6. Seine Rufe erinnern an das Quaken von Fröschen und sind auf eine große Distanz im Urwald zu hören.

7. Sein Gefieder ist hauptsächlich schwarz, die Brust und Kehle sind andersfarbig und wirken wie ein Lätzchen.

8. Sein wichtigstes Erkennungsmerkmal ist der farbenprächtige Schnabel, der bis zu zwanzig Zentimeter lang werden kann und damit viermal größer ist als der Kopf.

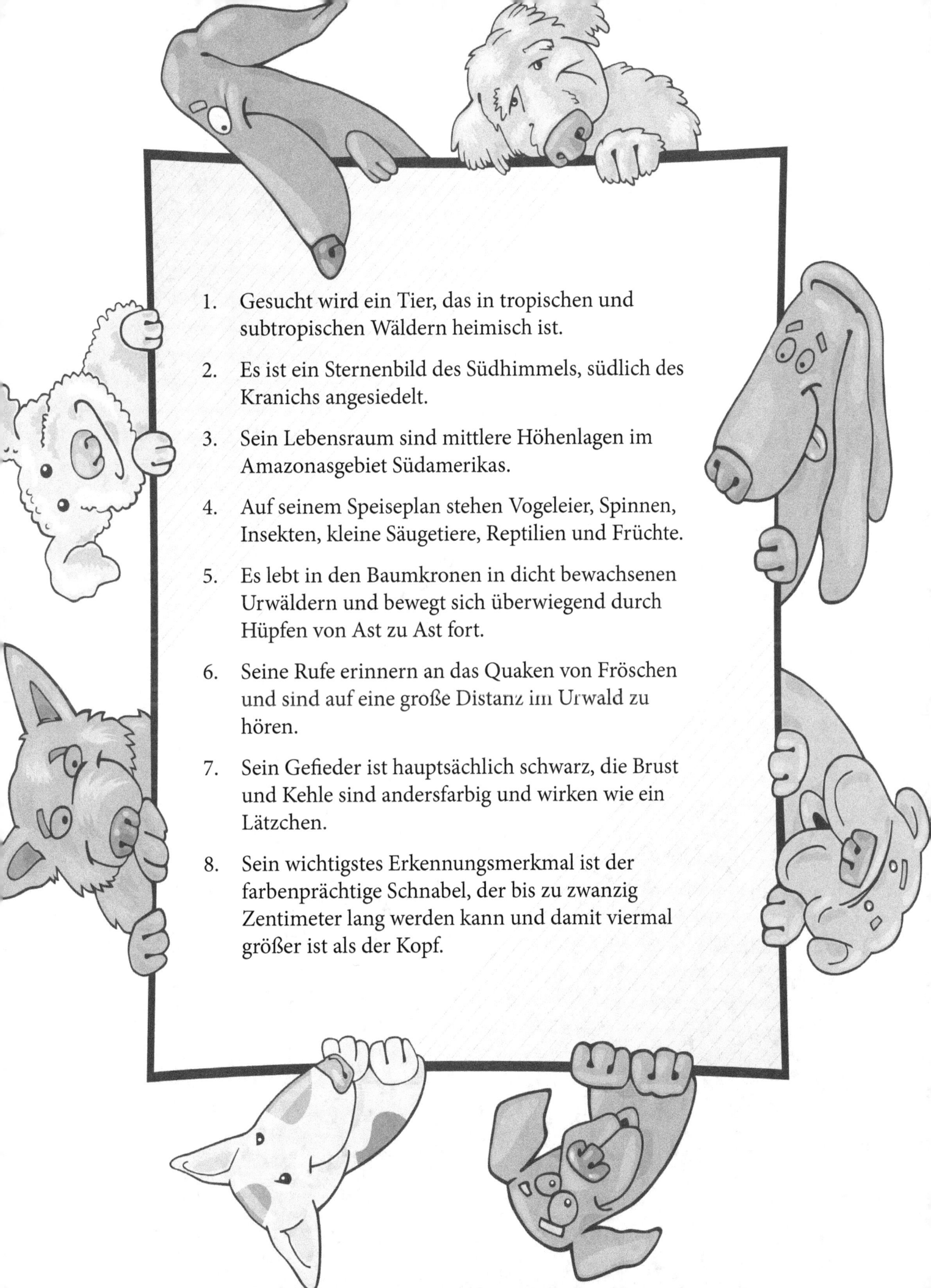

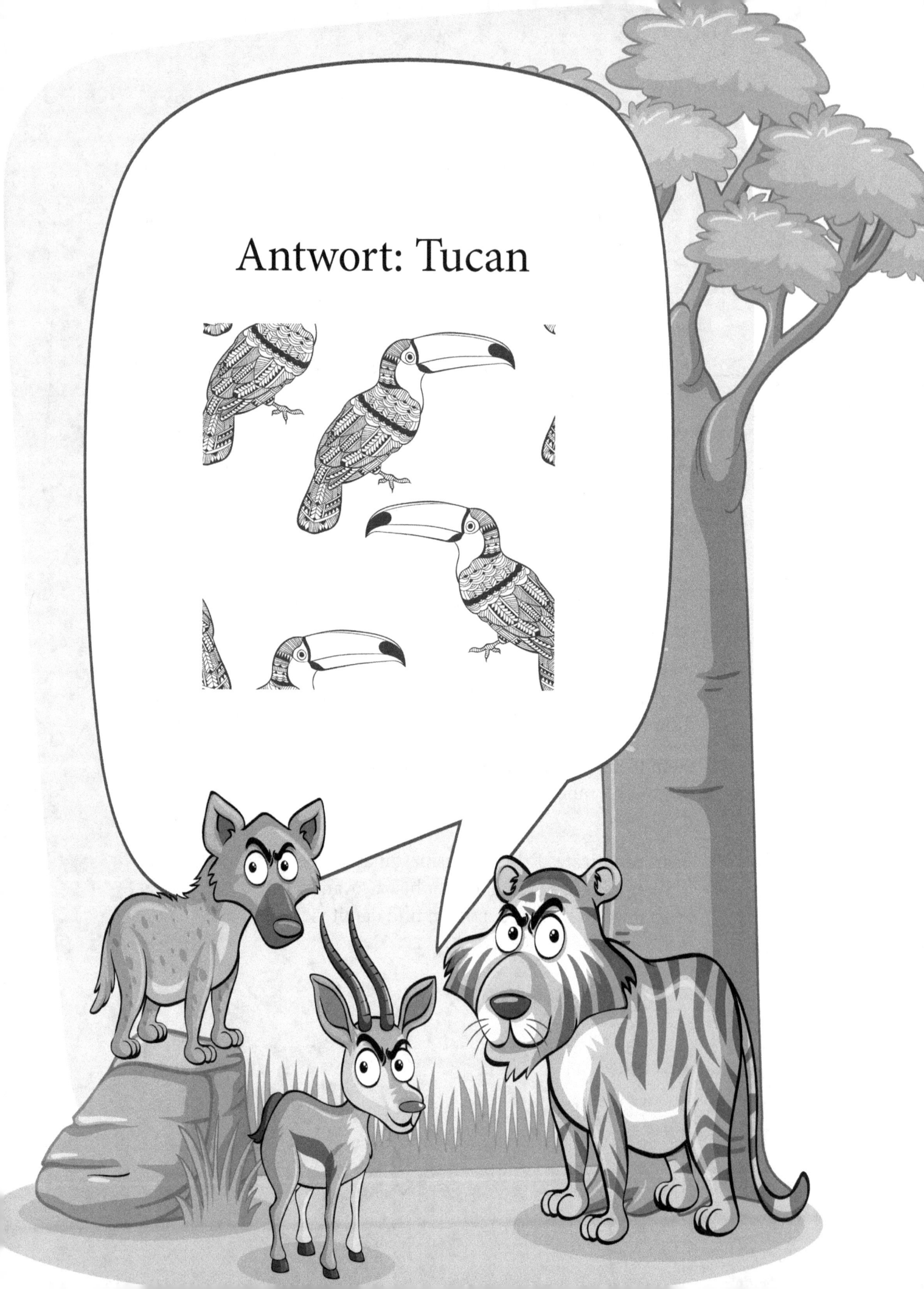

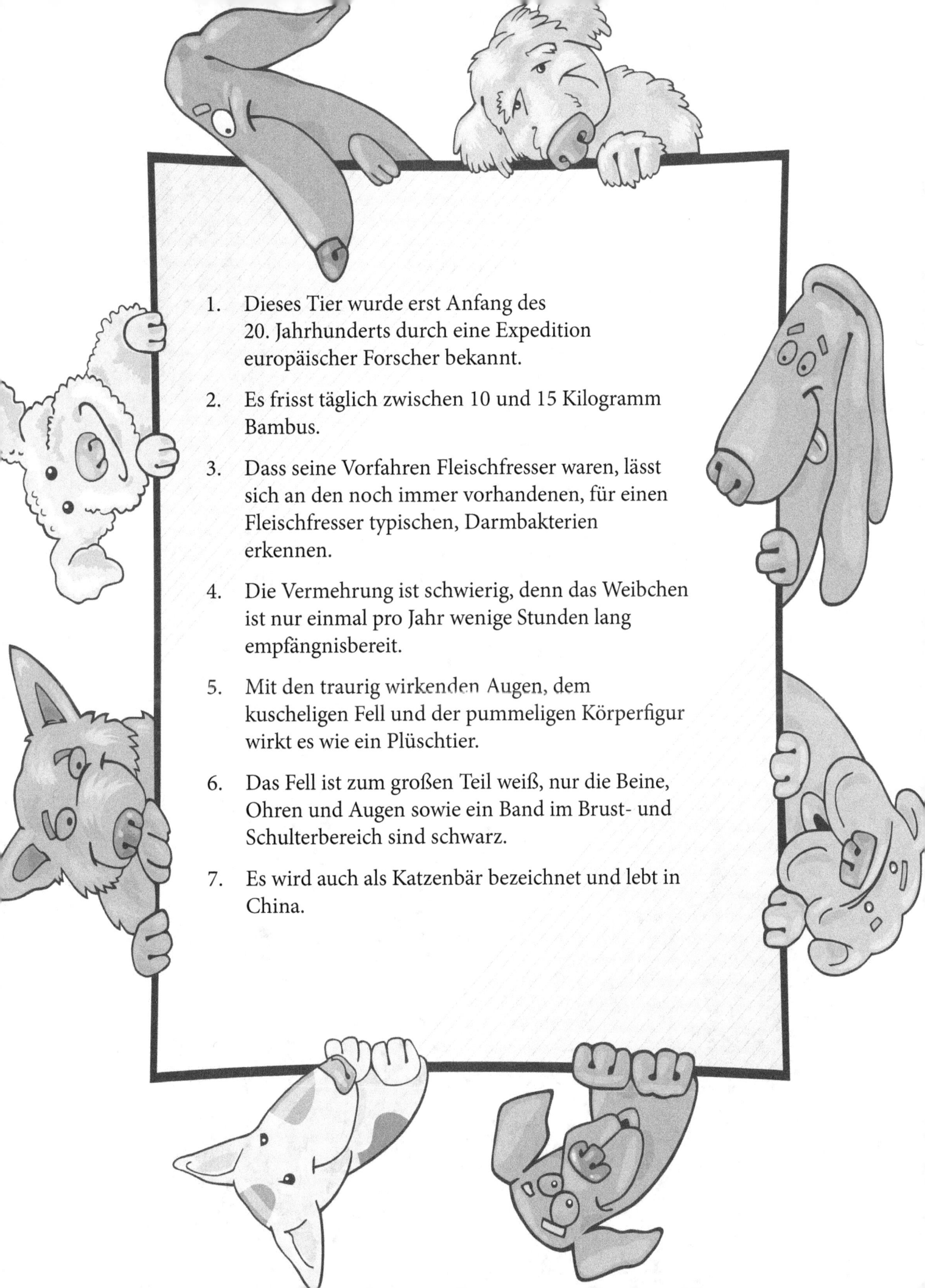

1. Dieses Tier wurde erst Anfang des 20. Jahrhunderts durch eine Expedition europäischer Forscher bekannt.

2. Es frisst täglich zwischen 10 und 15 Kilogramm Bambus.

3. Dass seine Vorfahren Fleischfresser waren, lässt sich an den noch immer vorhandenen, für einen Fleischfresser typischen, Darmbakterien erkennen.

4. Die Vermehrung ist schwierig, denn das Weibchen ist nur einmal pro Jahr wenige Stunden lang empfängnisbereit.

5. Mit den traurig wirkenden Augen, dem kuscheligen Fell und der pummeligen Körperfigur wirkt es wie ein Plüschtier.

6. Das Fell ist zum großen Teil weiß, nur die Beine, Ohren und Augen sowie ein Band im Brust- und Schulterbereich sind schwarz.

7. Es wird auch als Katzenbär bezeichnet und lebt in China.

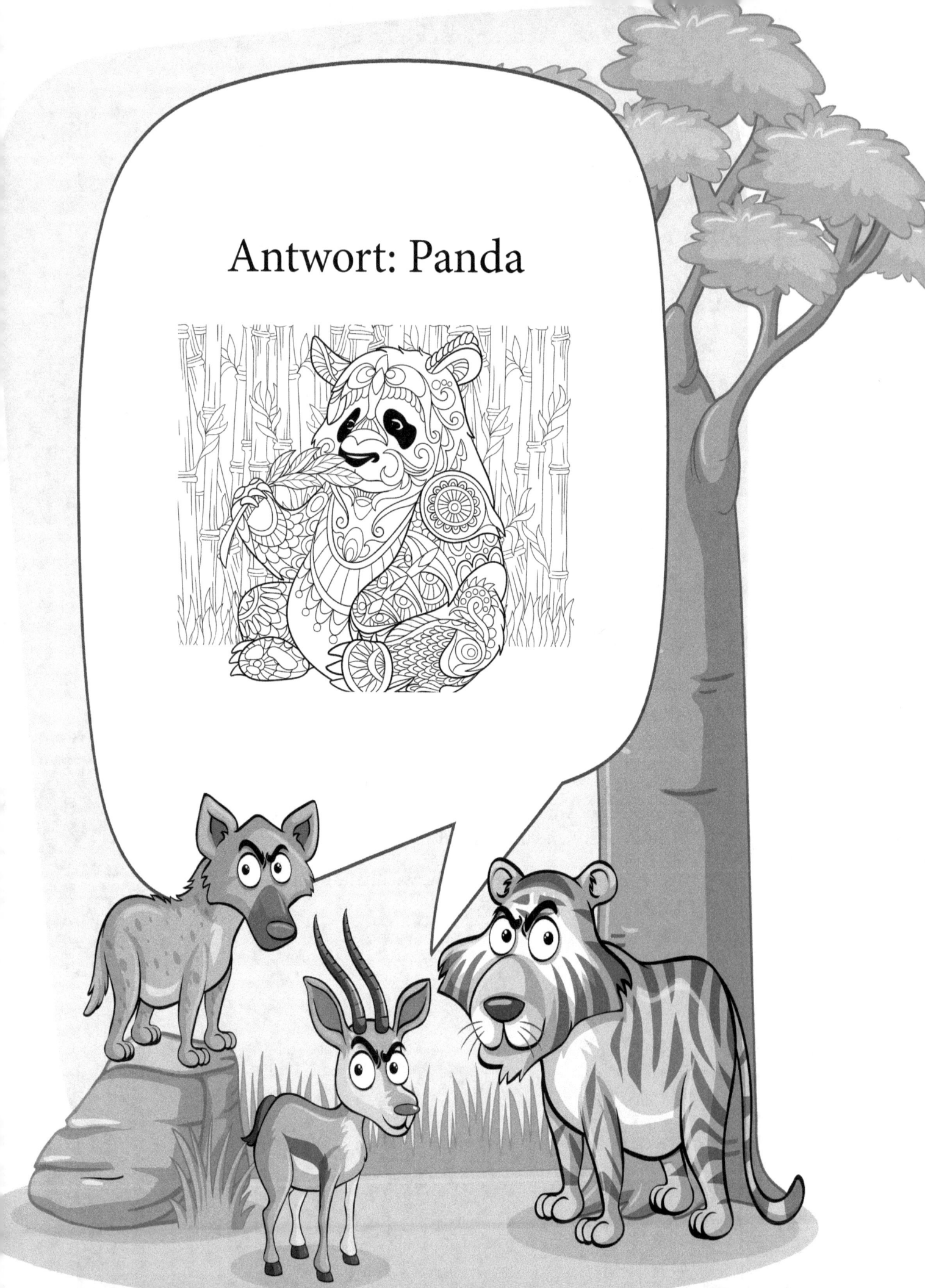

1. Dieses gesuchte Tier ist zwar ein Vogel, aber es kann trotzdem nicht fliegen.

2. Es ist kein Fisch, aber kann trotzdem bis zu 100 Meter tief tauchen.

3. Im Inneren des Körpers befinden sich Luftsäcke, mit deren Hilfe es einfacher auftauchen kann.

4. An Land hat es keine natürlichen Feinde.

5. Sein Lebensraum ist hauptsächlich in der Antarktis, aber je nach Art findet man es auch in Chile, Argentinien, Südafrika, Australien und Neuseeland.

6. Mit einem dicken Federnkleid und der darunter liegenden Fettschicht kann es Temperaturen von bis zu minus 40 °C aushalten.

7. Damit das Federkleid Wasser abweist, streicht es dies häufig mit Öl aus der Bürzeldrüse ein.

8. Mit seinem schwarzweißen Federkleid und seiner aufrechten Körperhaltung sieht es aus wie ein Vogel im Frack.

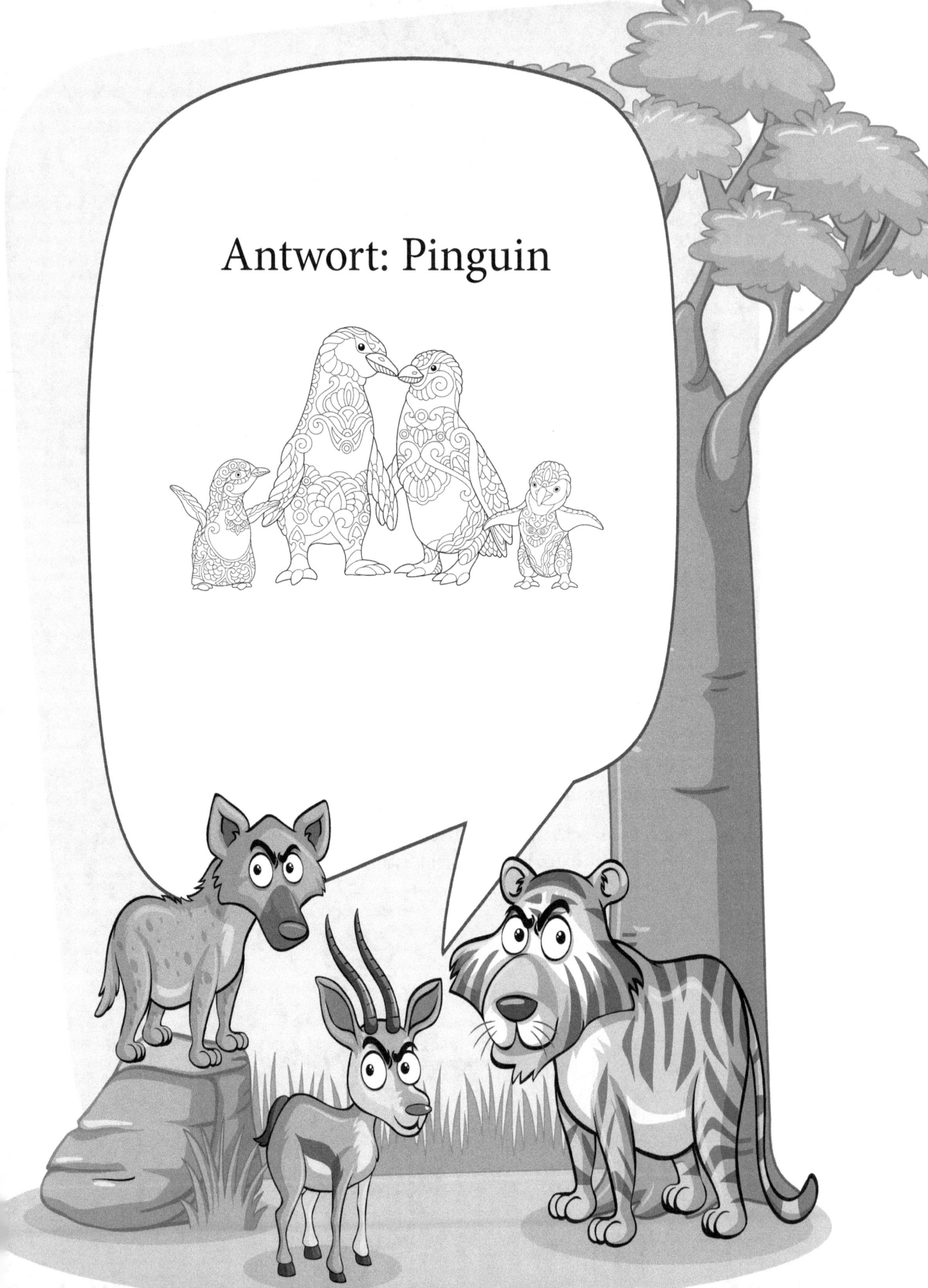

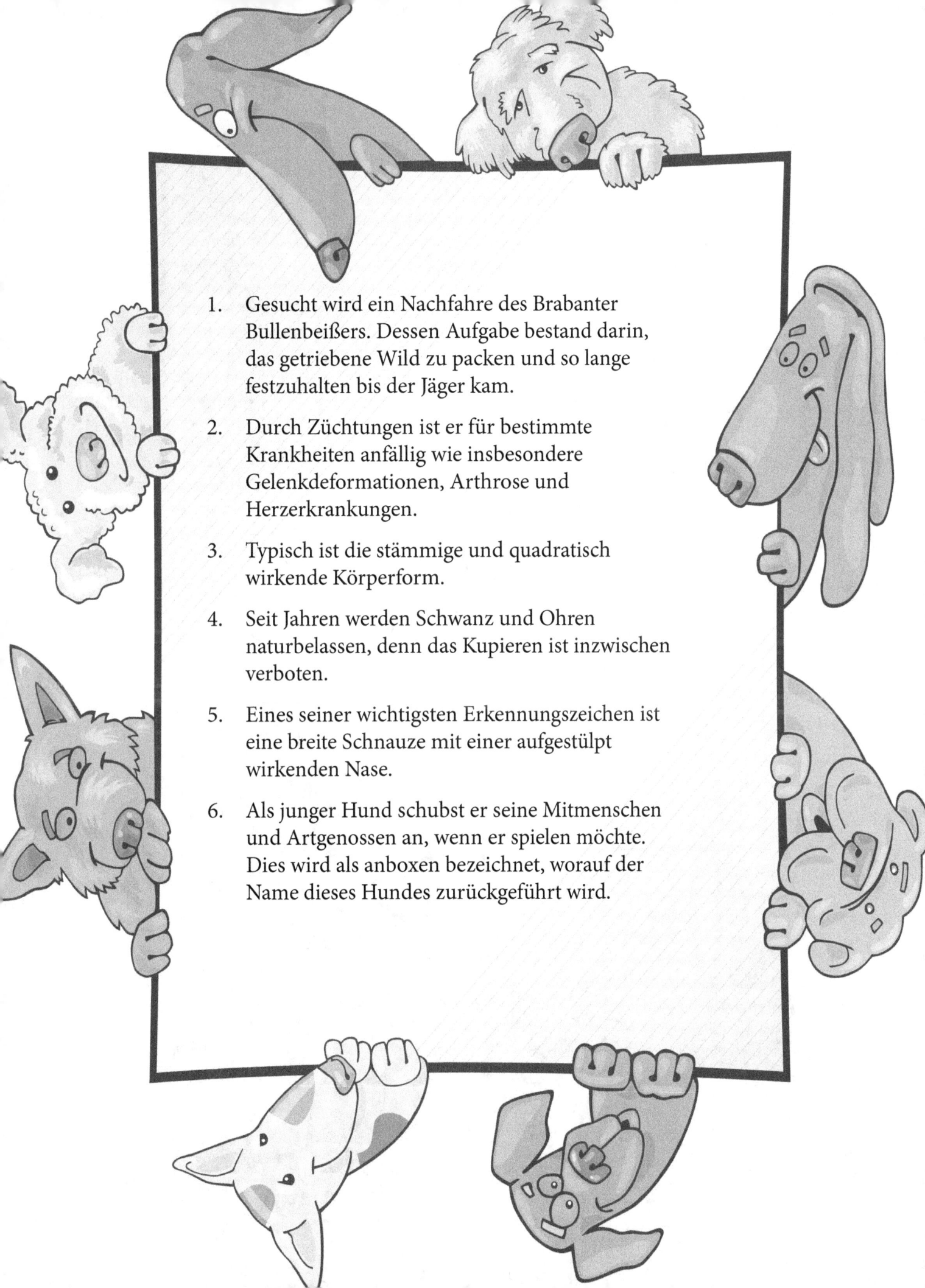

1. Gesucht wird ein Nachfahre des Brabanter Bullenbeißers. Dessen Aufgabe bestand darin, das getriebene Wild zu packen und so lange festzuhalten bis der Jäger kam.

2. Durch Züchtungen ist er für bestimmte Krankheiten anfällig wie insbesondere Gelenkdeformationen, Arthrose und Herzerkrankungen.

3. Typisch ist die stämmige und quadratisch wirkende Körperform.

4. Seit Jahren werden Schwanz und Ohren naturbelassen, denn das Kupieren ist inzwischen verboten.

5. Eines seiner wichtigsten Erkennungszeichen ist eine breite Schnauze mit einer aufgestülpt wirkenden Nase.

6. Als junger Hund schubst er seine Mitmenschen und Artgenossen an, wenn er spielen möchte. Dies wird als anboxen bezeichnet, worauf der Name dieses Hundes zurückgeführt wird.

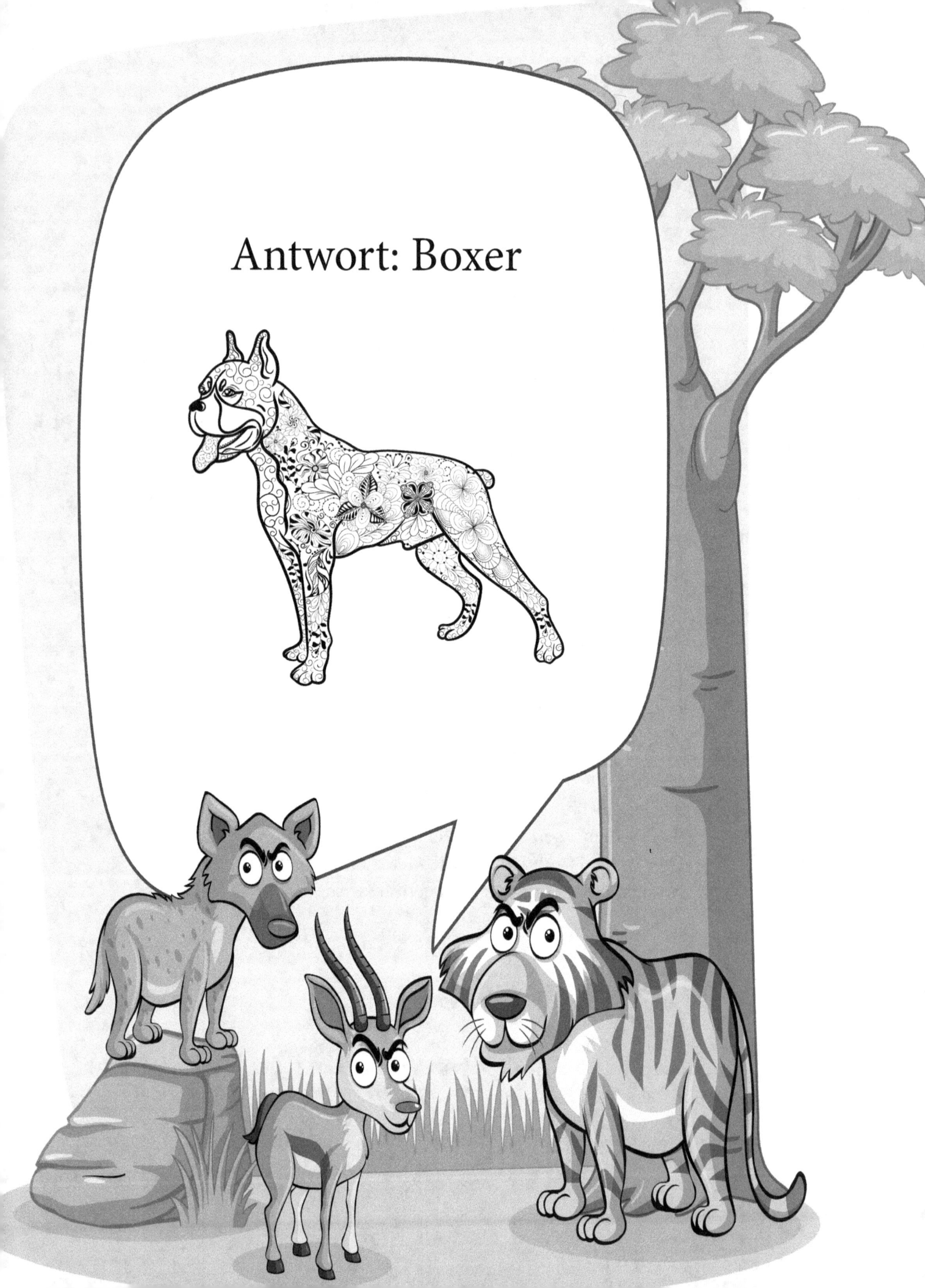

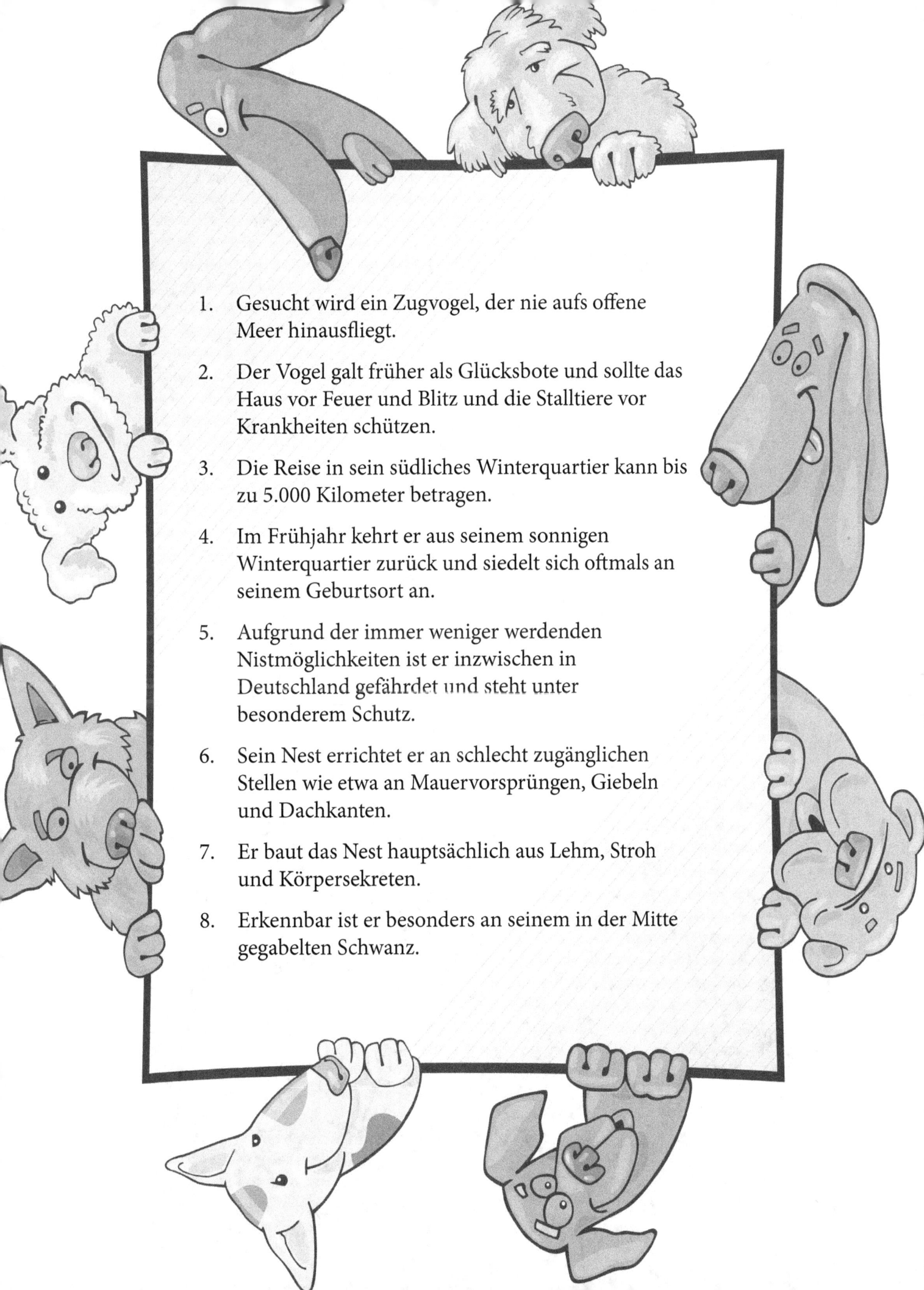

1. Gesucht wird ein Zugvogel, der nie aufs offene Meer hinausfliegt.

2. Der Vogel galt früher als Glücksbote und sollte das Haus vor Feuer und Blitz und die Stalltiere vor Krankheiten schützen.

3. Die Reise in sein südliches Winterquartier kann bis zu 5.000 Kilometer betragen.

4. Im Frühjahr kehrt er aus seinem sonnigen Winterquartier zurück und siedelt sich oftmals an seinem Geburtsort an.

5. Aufgrund der immer weniger werdenden Nistmöglichkeiten ist er inzwischen in Deutschland gefährdet und steht unter besonderem Schutz.

6. Sein Nest errichtet er an schlecht zugänglichen Stellen wie etwa an Mauervorsprüngen, Giebeln und Dachkanten.

7. Er baut das Nest hauptsächlich aus Lehm, Stroh und Körpersekreten.

8. Erkennbar ist er besonders an seinem in der Mitte gegabelten Schwanz.

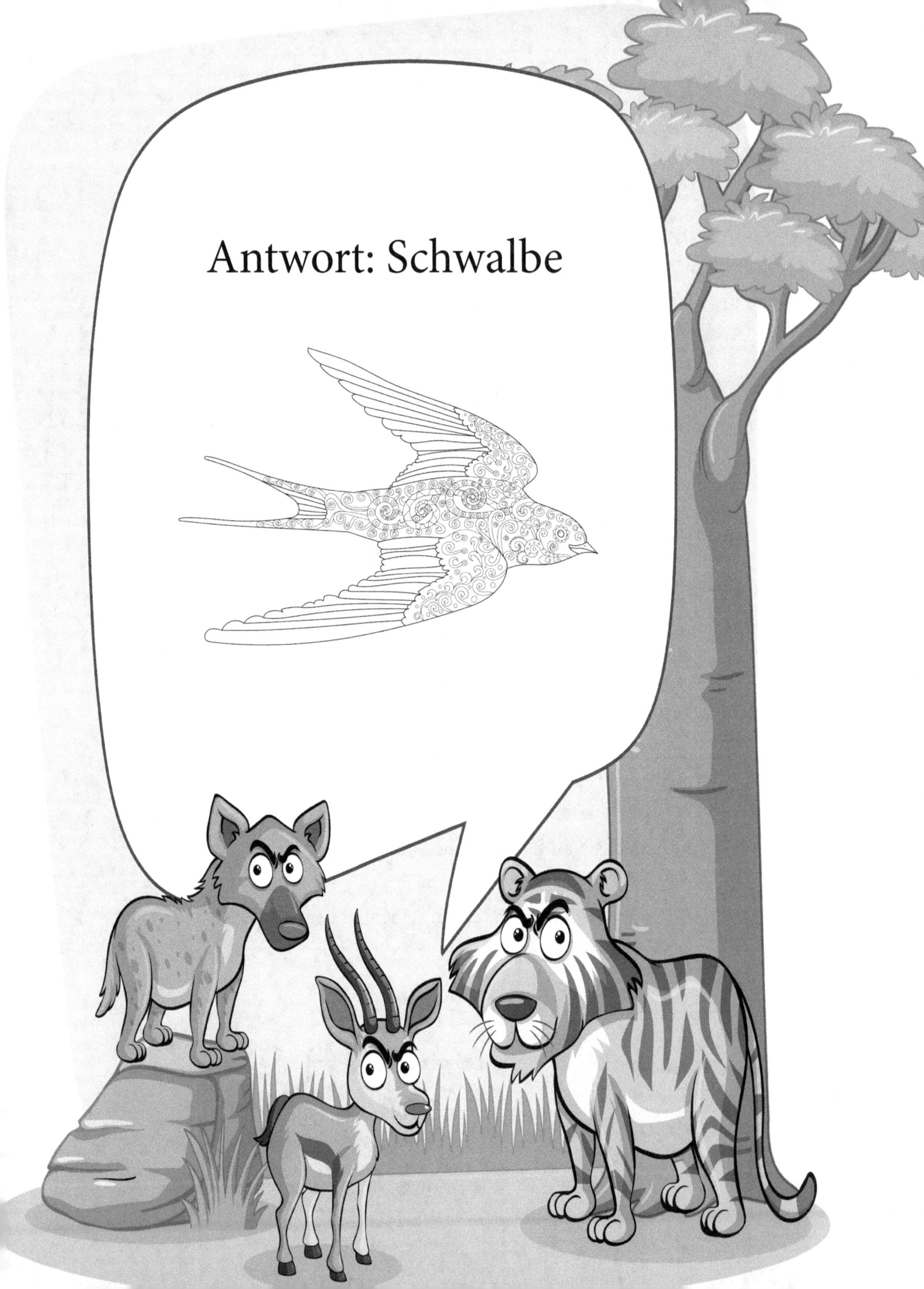

1. Gesucht wird die drittgrößte Raubkatze der Welt.
2. Sie gehört zu den vier Raubkatzen, die in der Lage sind, zu brüllen.
3. Auf dem Speiseplan stehen Faultiere, Nabelschweine, Hirsche, Rinder und Tapire.
4. Das Gebiss ist das stärkste aller Raubkatzen, sodass die Beute mit einem einzigen Biss getötet werden kann.
5. Im Unterschied zu anderen Raubkatzen schwimmt sie sehr gerne und hält sich meistens in der Nähe von Gewässern auf.
6. Sie ist eng mit dem Leoparden verwandt, was sich auch in einer ähnlichen Fellfarbe und –zeichnung mit ringförmigen Flecken zeigt.
7. Im Unterschied zum Leoparden haben die Flecken in der Mitte einen Punkt.
8. Einige Exemplare haben eine schwarze Fellfärbung und werden als schwarze Panther bezeichnet.

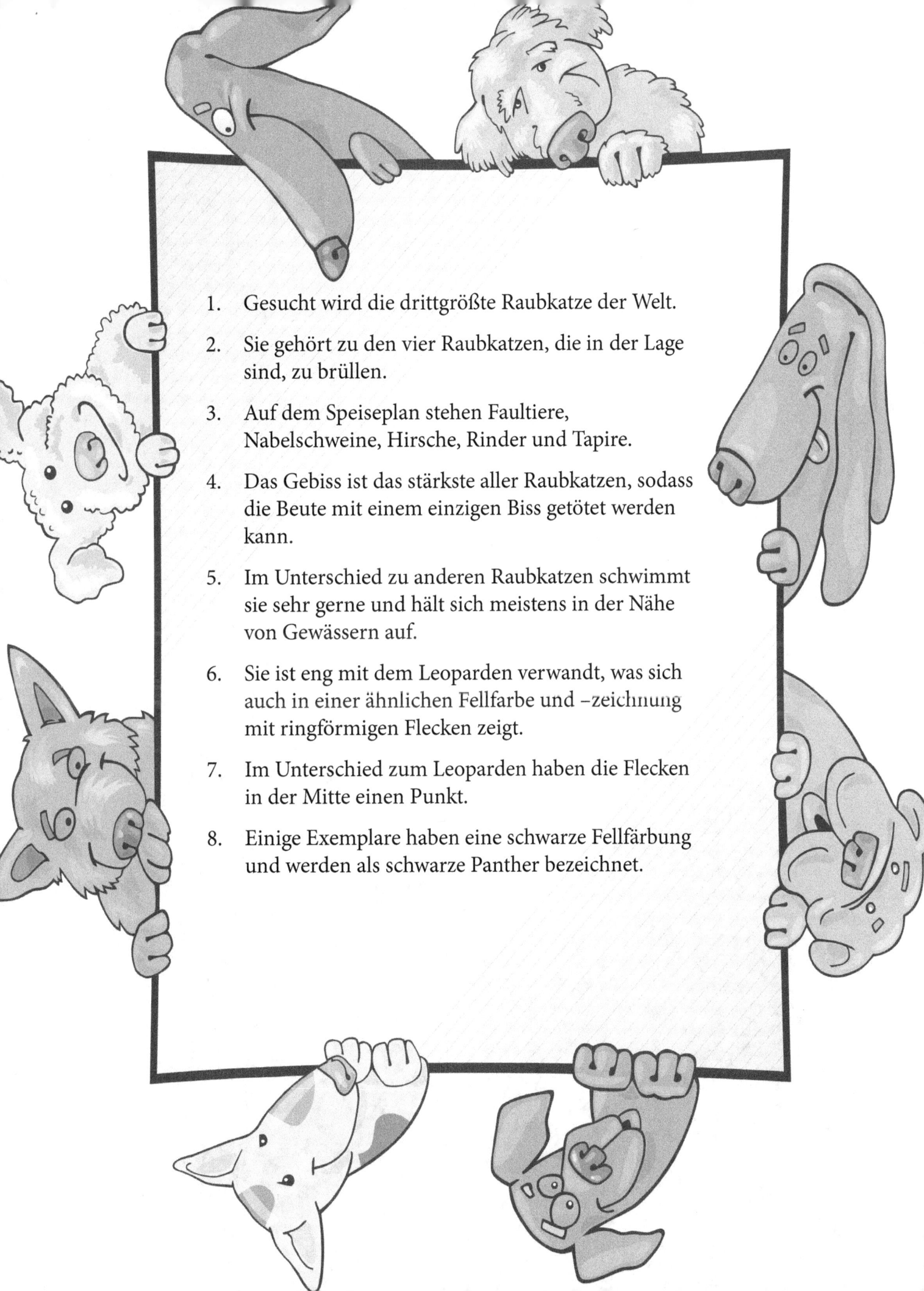

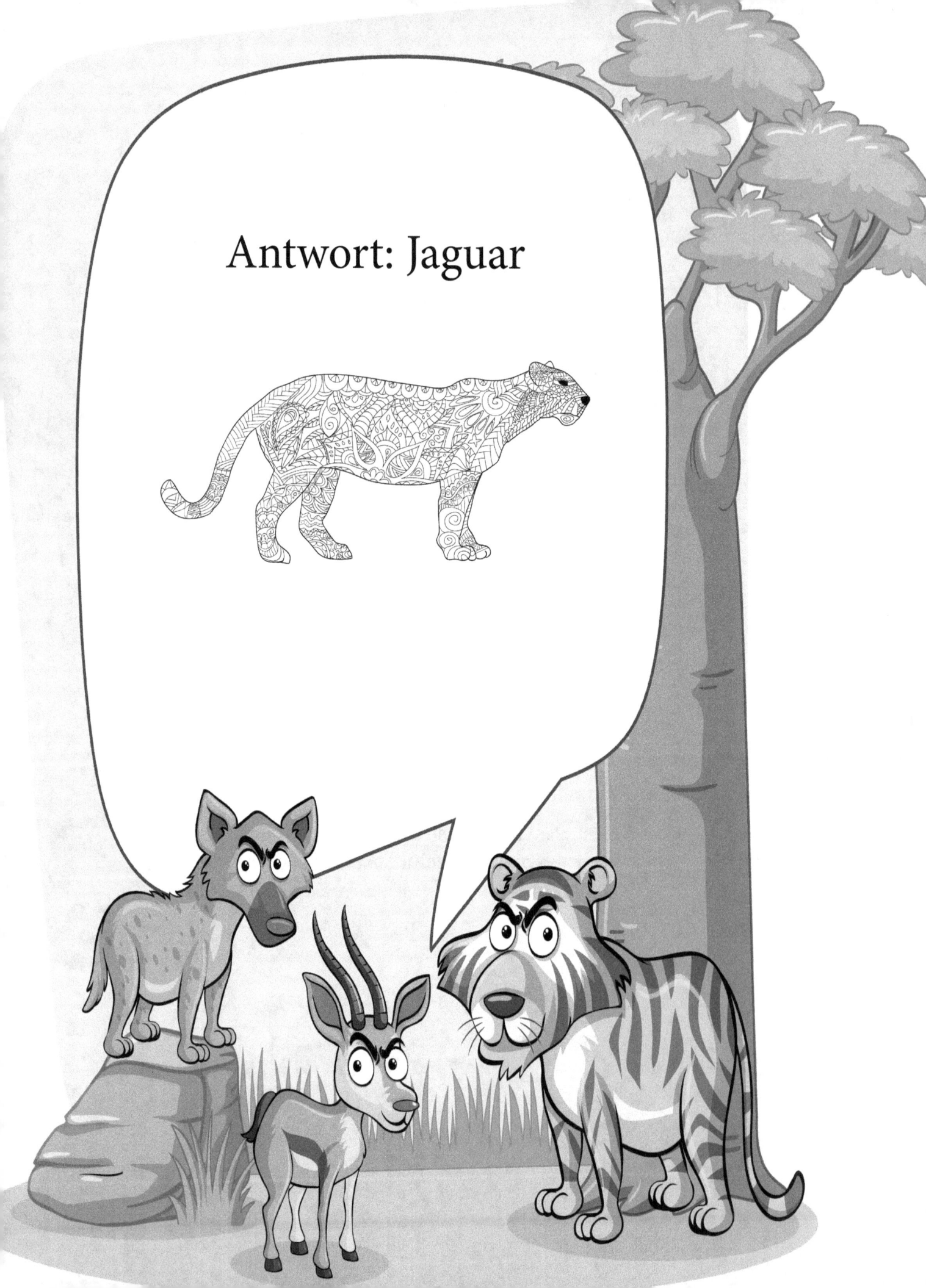

1. Gesucht wird ein Fisch, der gegen den Strom schwimmt.

2. Als Jungtier lebt er in Süßwasserflüssen, als erwachsenes Tier hingegen in Salzwasser.

3. Er kann bis zu 2 Meter hohe Hindernisse und Wasserfälle überspringen.

4. Zur Fortpflanzung kehrt er mithilfe seines Geruchssinns immer an seinen Geburtsort zurück.

5. In der Regel stirbt er nach dem Ablaichen aus Erschöpfung. Nur sehr wenige Artgenossen schaffen die Rückkehr ins Meer.

6. Er ist heute einer der beliebtesten Speisefische. Meistens stammt er aus Zuchtanlagen aus Norwegen oder Chile.

7. Das von Natur aus weiße Fleisch erhält durch den Verzehr von Krebstieren die typische orangerosa Farbe.

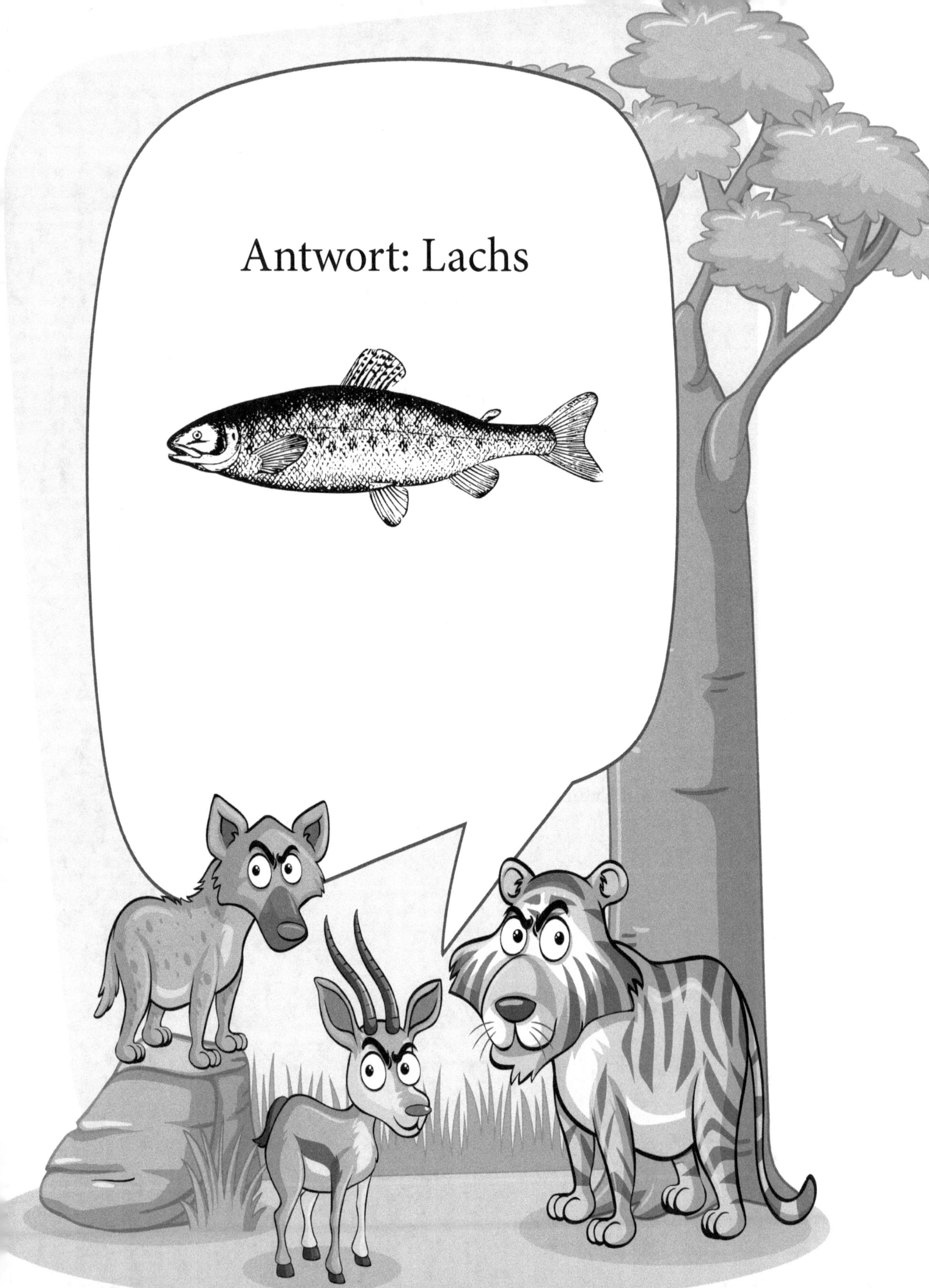

1. Gesucht wird ein gezüchtetes Haustier.
2. Es gehört zu den Schwielensohlern und Paarhufern und hat unter den Hufen ein weiches Sohlenpolster.
3. Dieses Tier ist eine aus den südamerikanischen Anden stammende Kamelform.
4. Es lebt auch heute vorwiegend in Südamerika, allein in Peru leben mit 3,5 Millionen Tieren 80 % des weltweit vorkommenden Bestandes.
5. Es wird hauptsächlich aufgrund der ausgezeichneten warmen und feinen Wolle gezüchtet.
6. Seine Haare sind beeindruckend lang und können eine Länge von bis zu 50 Zentimetern erreichen.
7. Es wird auch als das kleine Verwandte der Lamas bezeichnet.

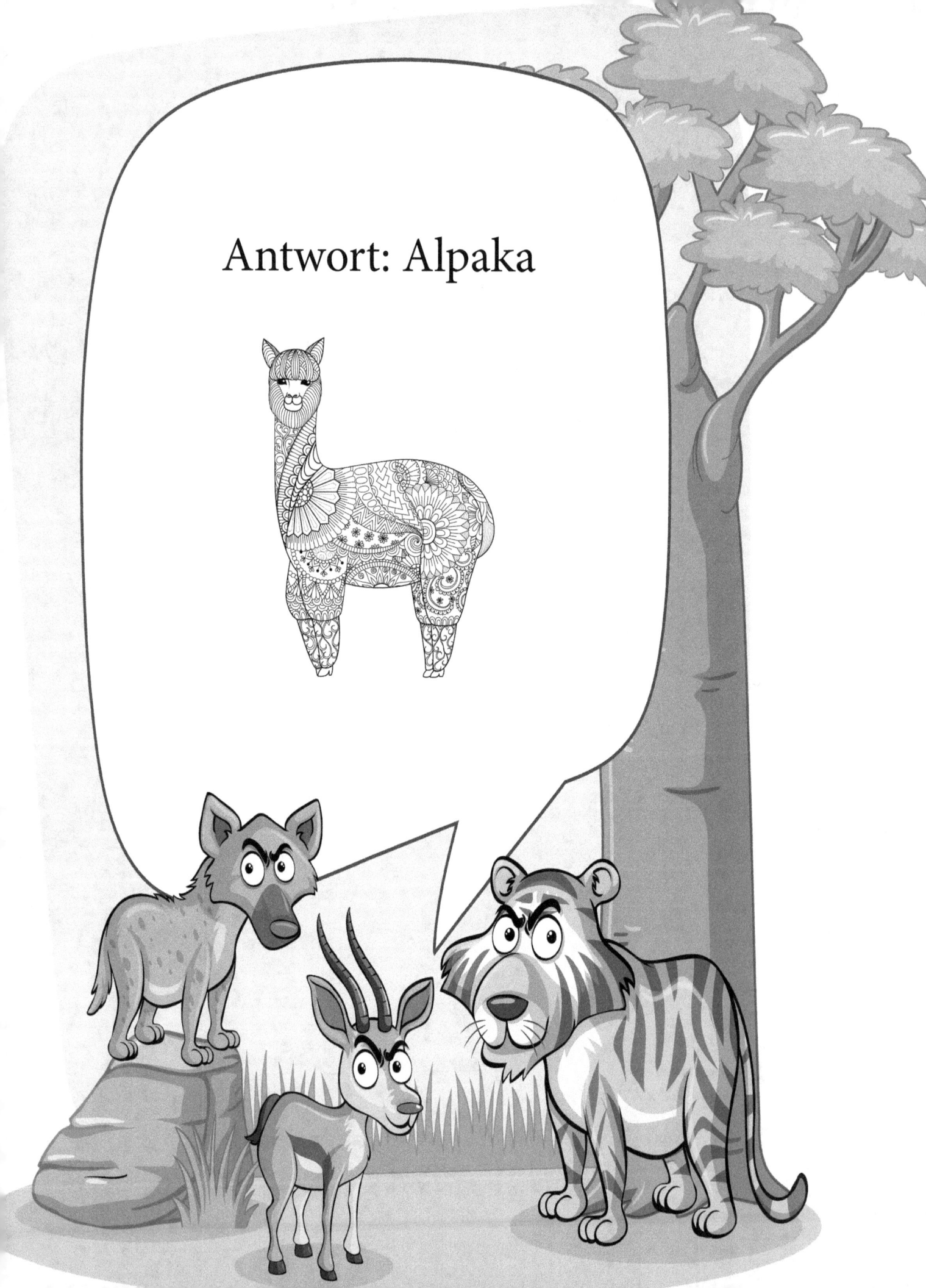

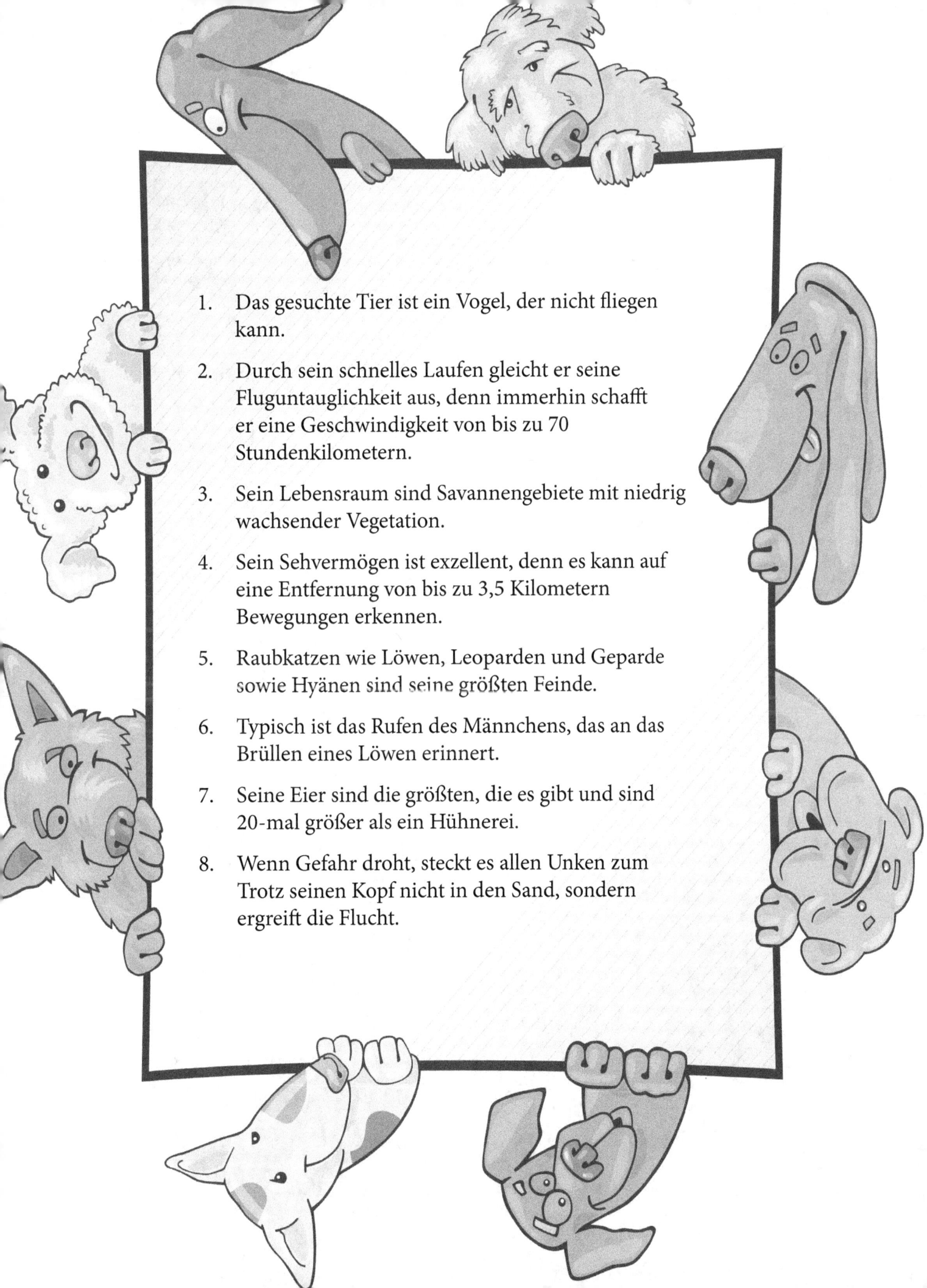

1. Das gesuchte Tier ist ein Vogel, der nicht fliegen kann.

2. Durch sein schnelles Laufen gleicht er seine Fluguntauglichkeit aus, denn immerhin schafft er eine Geschwindigkeit von bis zu 70 Stundenkilometern.

3. Sein Lebensraum sind Savannengebiete mit niedrig wachsender Vegetation.

4. Sein Sehvermögen ist exzellent, denn es kann auf eine Entfernung von bis zu 3,5 Kilometern Bewegungen erkennen.

5. Raubkatzen wie Löwen, Leoparden und Geparde sowie Hyänen sind seine größten Feinde.

6. Typisch ist das Rufen des Männchens, das an das Brüllen eines Löwen erinnert.

7. Seine Eier sind die größten, die es gibt und sind 20-mal größer als ein Hühnerei.

8. Wenn Gefahr droht, steckt es allen Unken zum Trotz seinen Kopf nicht in den Sand, sondern ergreift die Flucht.

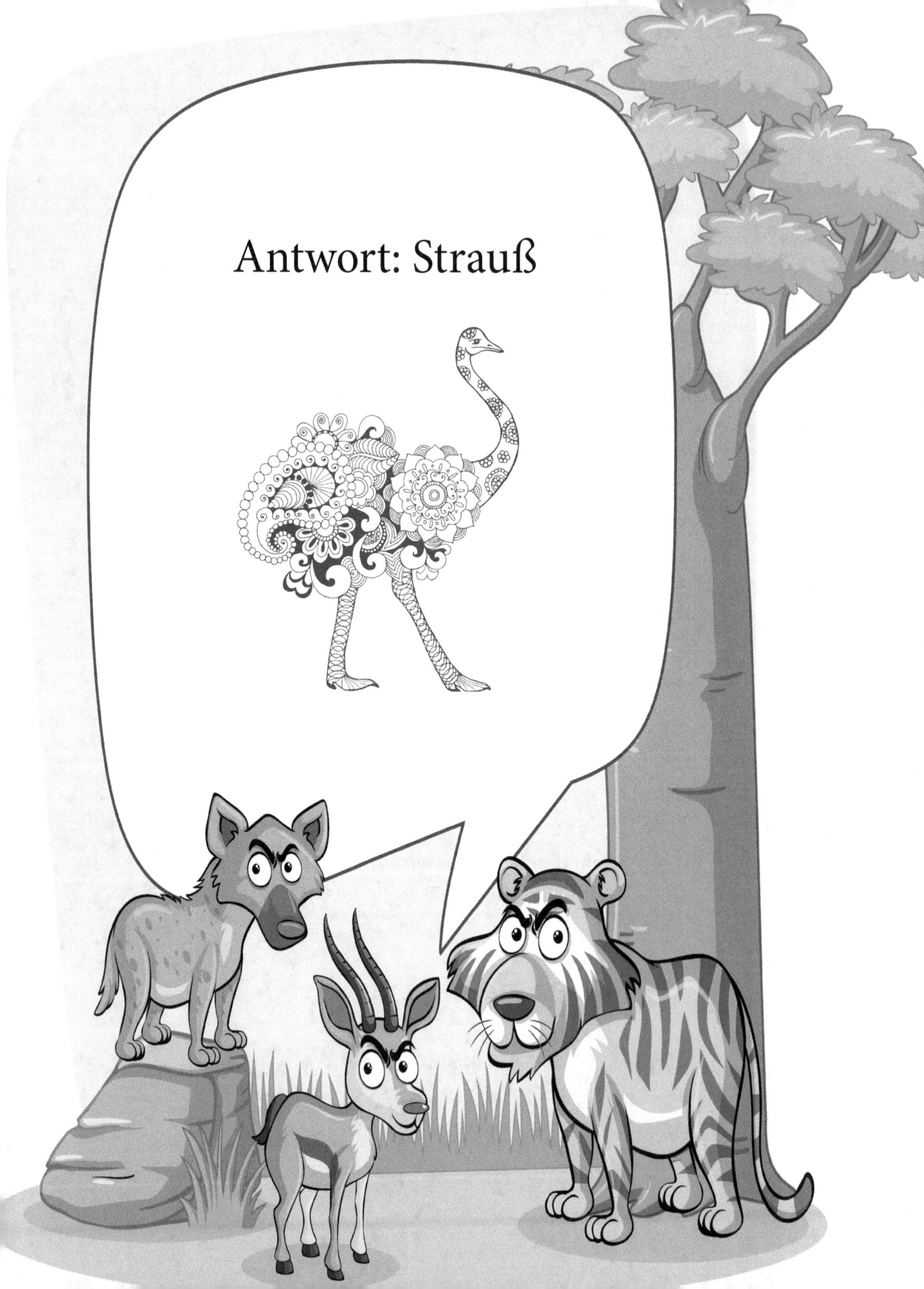

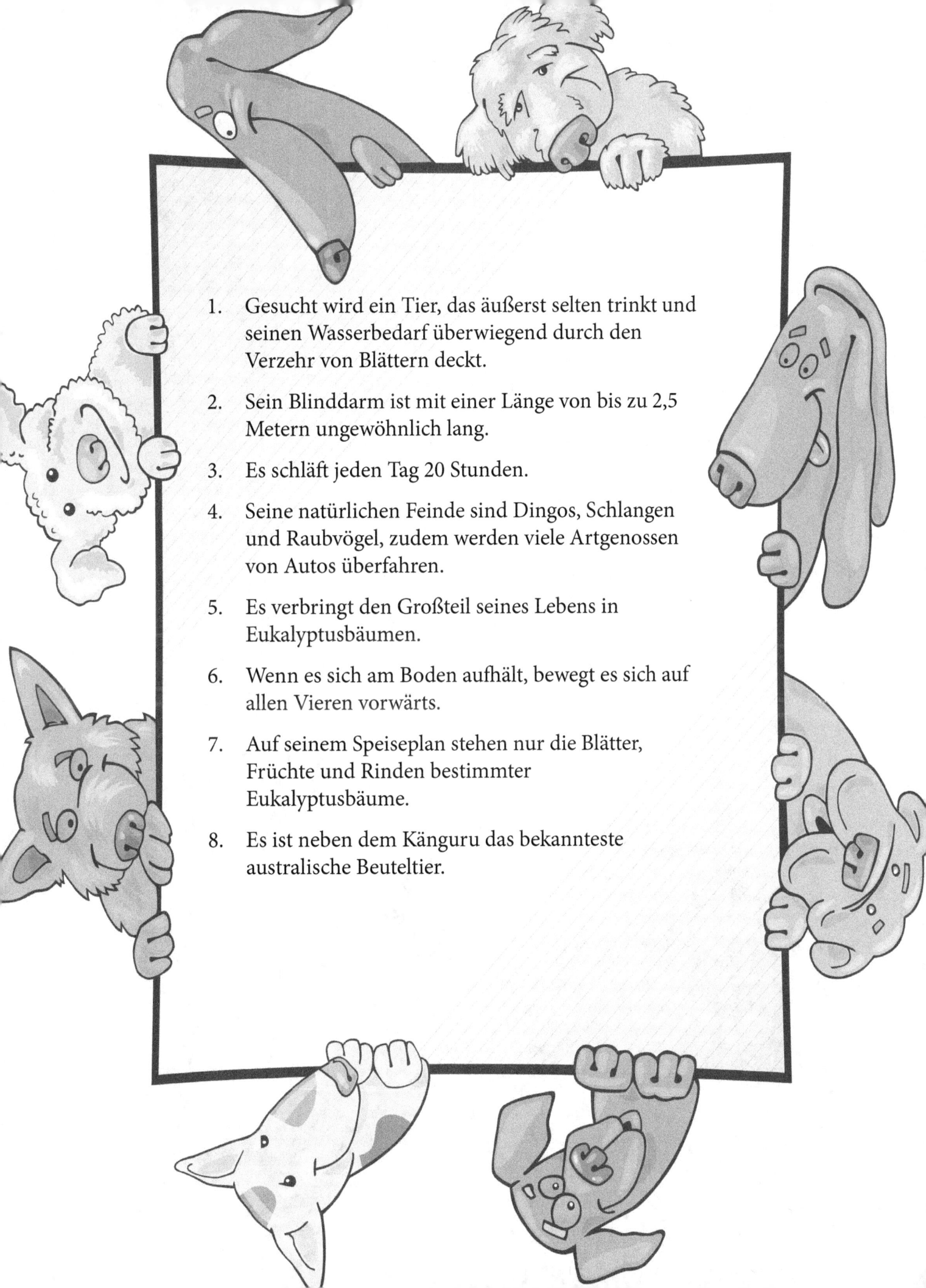

1. Gesucht wird ein Tier, das äußerst selten trinkt und seinen Wasserbedarf überwiegend durch den Verzehr von Blättern deckt.
2. Sein Blinddarm ist mit einer Länge von bis zu 2,5 Metern ungewöhnlich lang.
3. Es schläft jeden Tag 20 Stunden.
4. Seine natürlichen Feinde sind Dingos, Schlangen und Raubvögel, zudem werden viele Artgenossen von Autos überfahren.
5. Es verbringt den Großteil seines Lebens in Eukalyptusbäumen.
6. Wenn es sich am Boden aufhält, bewegt es sich auf allen Vieren vorwärts.
7. Auf seinem Speiseplan stehen nur die Blätter, Früchte und Rinden bestimmter Eukalyptusbäume.
8. Es ist neben dem Känguru das bekannteste australische Beuteltier.

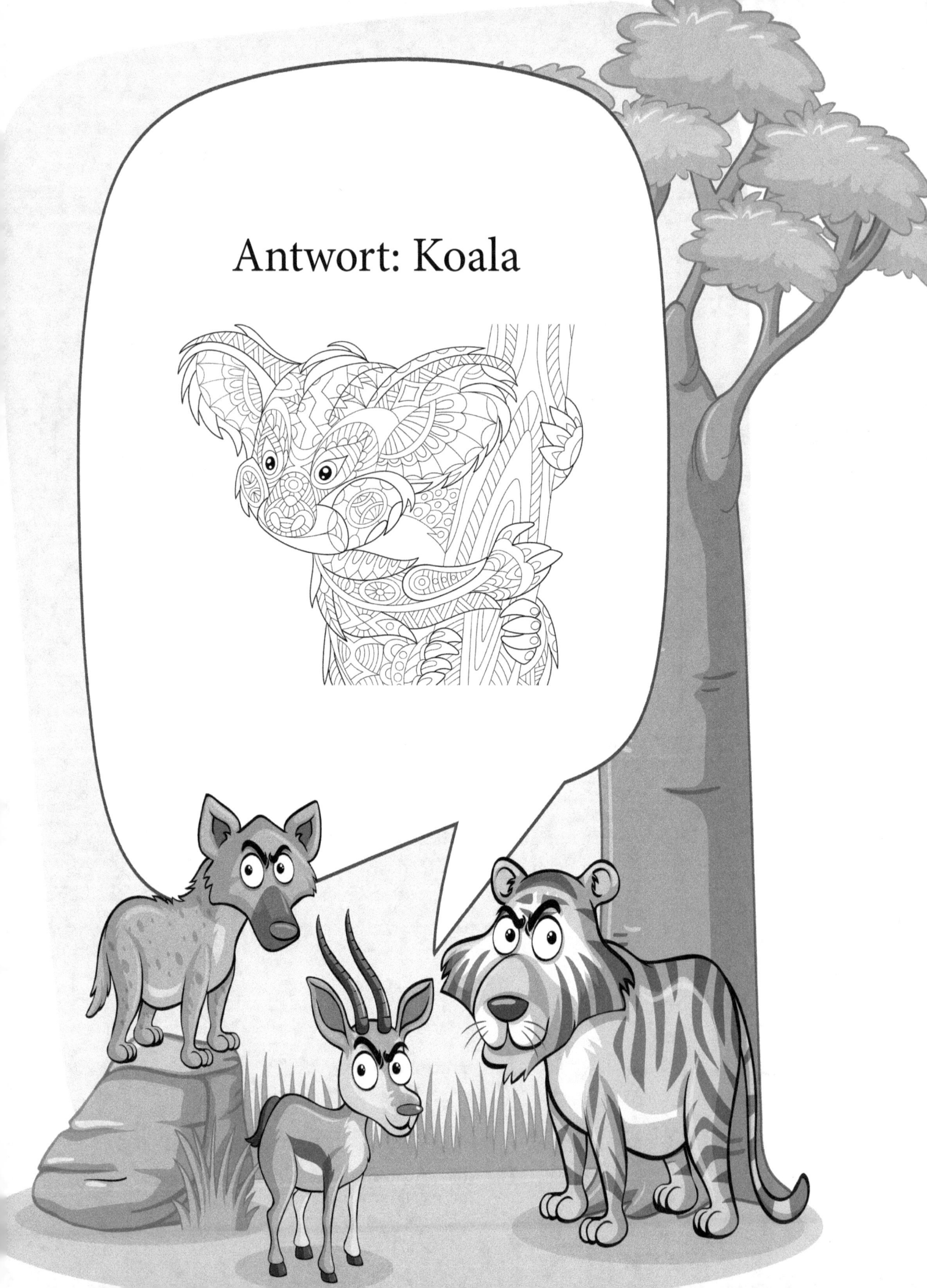

1. Gesucht wird ein Tier, dessen Herz so groß wie ein Kleinwagen ist.
2. Das Skelett zeigt evolutionsbedingt verkümmerte Hinterbeine auf, denn seine Vorfahren waren an Land lebende Säugetiere.
3. Es hört mit dem Unterkiefer, indem die Töne über den Knochen aufgenommen und von dort zum Innenohr weitergeleitet werden.
4. Mit einer Fettschicht von bis zu 50 Zentimetern ist es vor extremer Kälte geschützt.
5. Einige Artgenossen gehören zu den größten Säugetieren der Welt und können bis zu 33 Meter lang werden.
6. Wie ein Mensch hat es Lungen und muss regelmäßig auftauchen, um zu atmen.
7. Je nach Art kann es bis zu 3 Kilometer tief und fast 2,5 Stunden lang unter Wasser bleiben.
8. Im Unterschied zu Fischen ist seine gigantische Schwanzflosse waagerecht ausgerichtet und wird für den Antrieb beim Schwimmen genutzt.

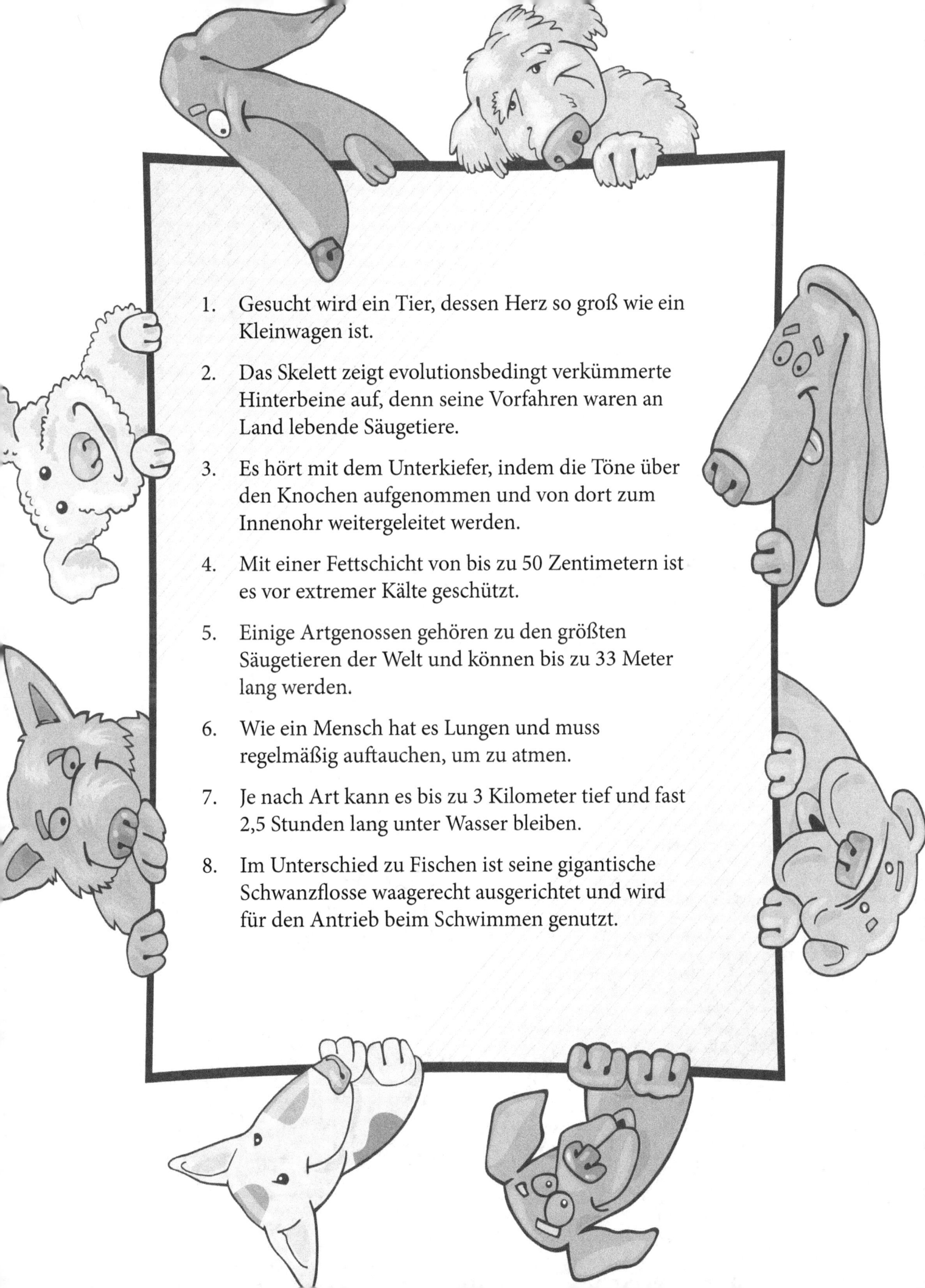

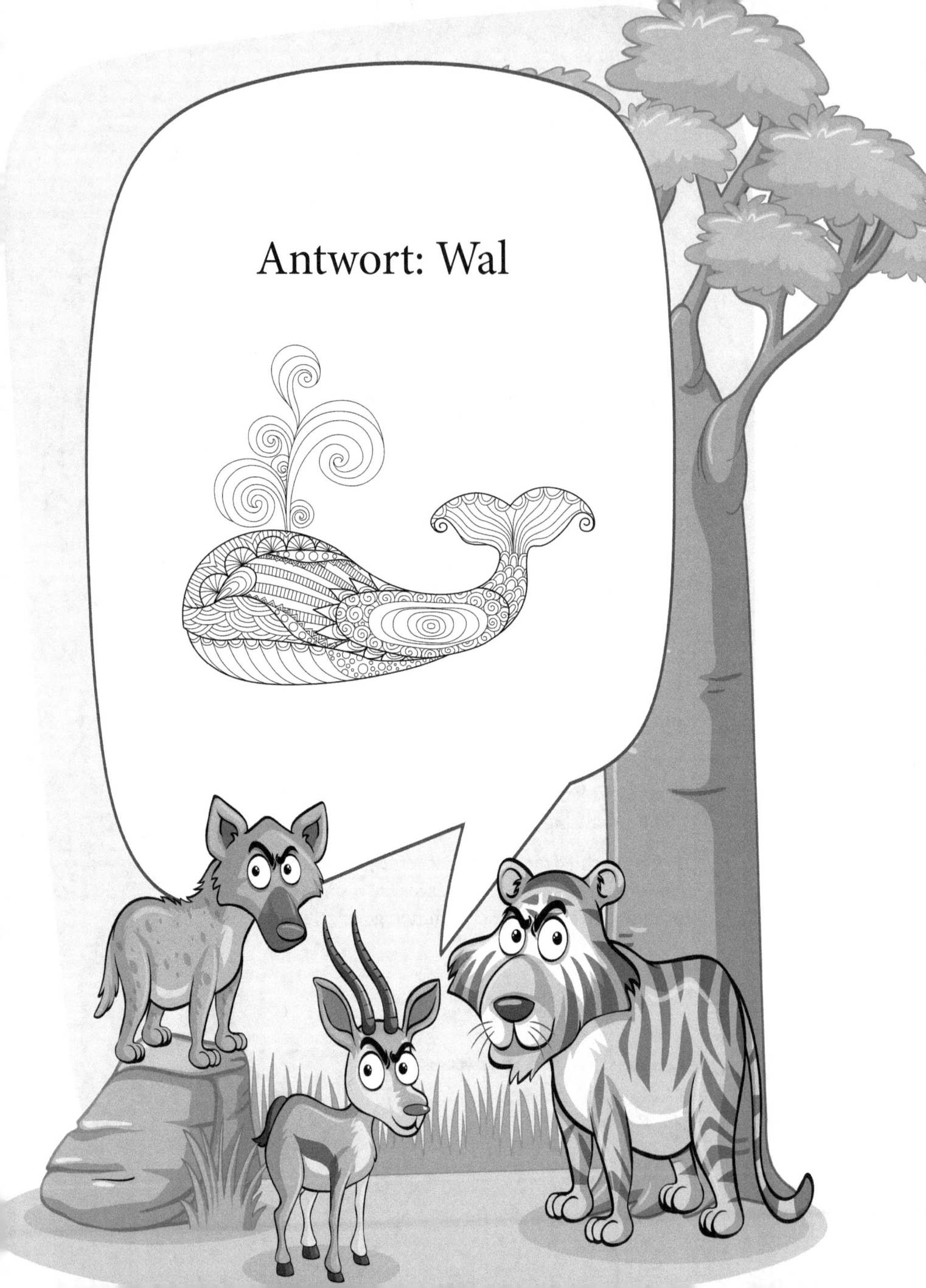

1. Gesucht wird der geschickteste Flieger in der Vogelwelt.
2. Er wendet eine so ausgefeilte Technik an, dass er sich sogar fast ausschließlich im Fliegen ernährt.
3. Dabei hilft ihm, dass er ähnlich wie ein Hubschrauber auf der Stelle kreisen kann.
4. Je nach Art schlägt er seine Flügel 80-mal pro Sekunde.
5. Er ist der einzige Vogel, der rückwärts fliegen kann.
6. Seine Nahrung besteht hauptsächlich aus Blütennektar.
7. Er ist in der Lage, sich jeden Blütenkelch zu merken, den er schon geleert hat.
8. Während er über dem Blütenkelch kreist, saugt er mit seinem langen Schnabel den Nektar wie mit einem Strohhalm auf.

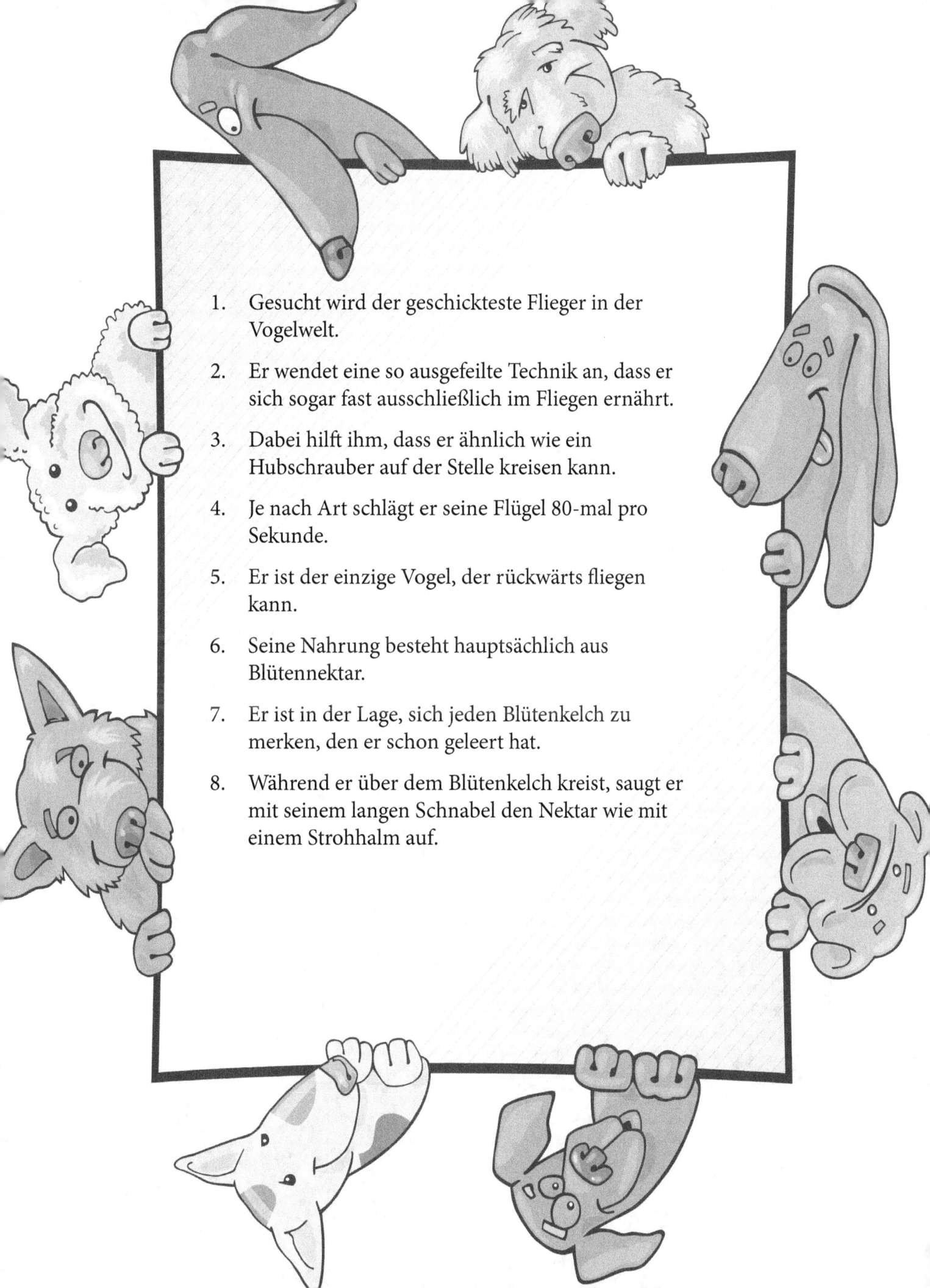

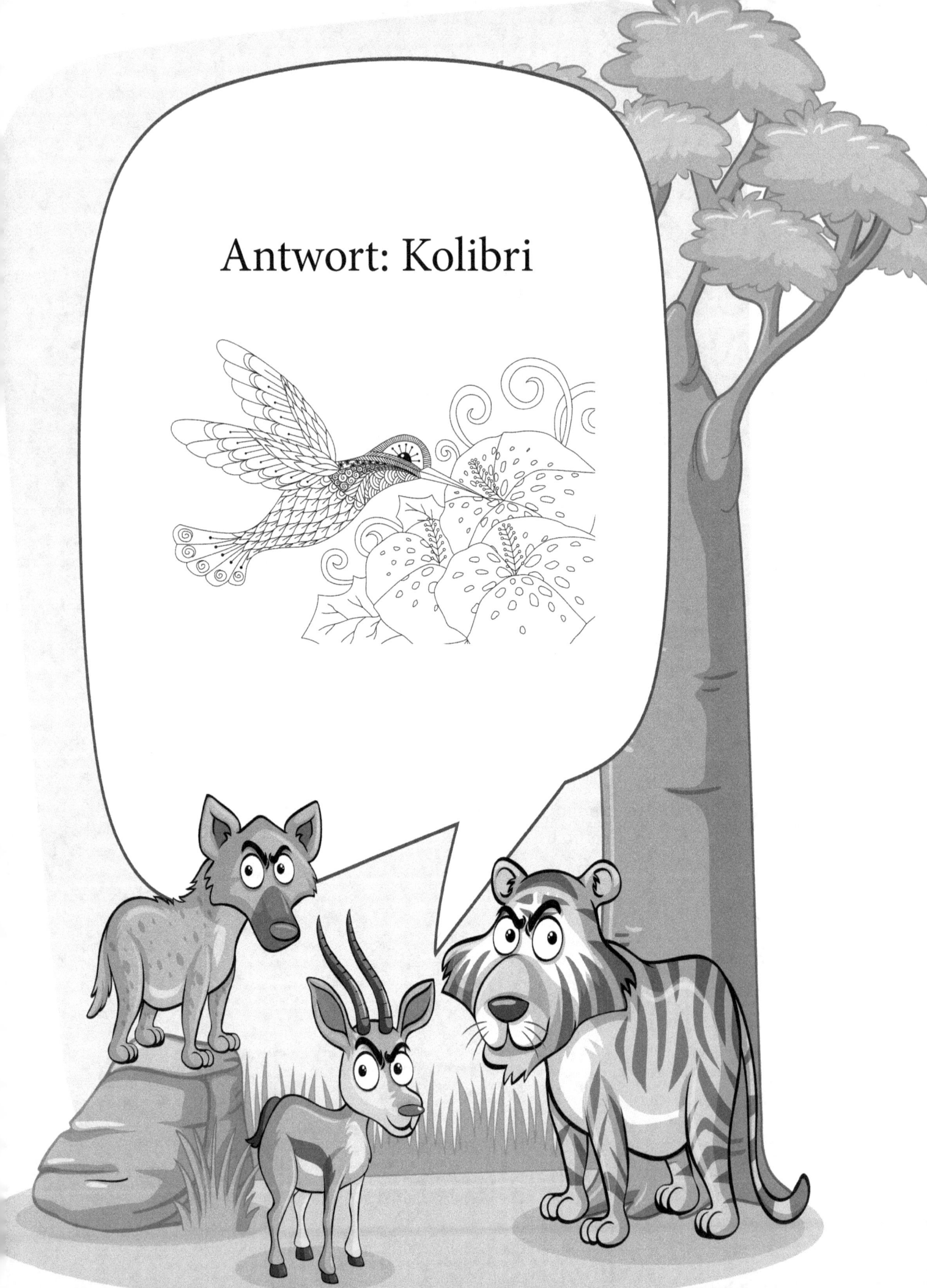

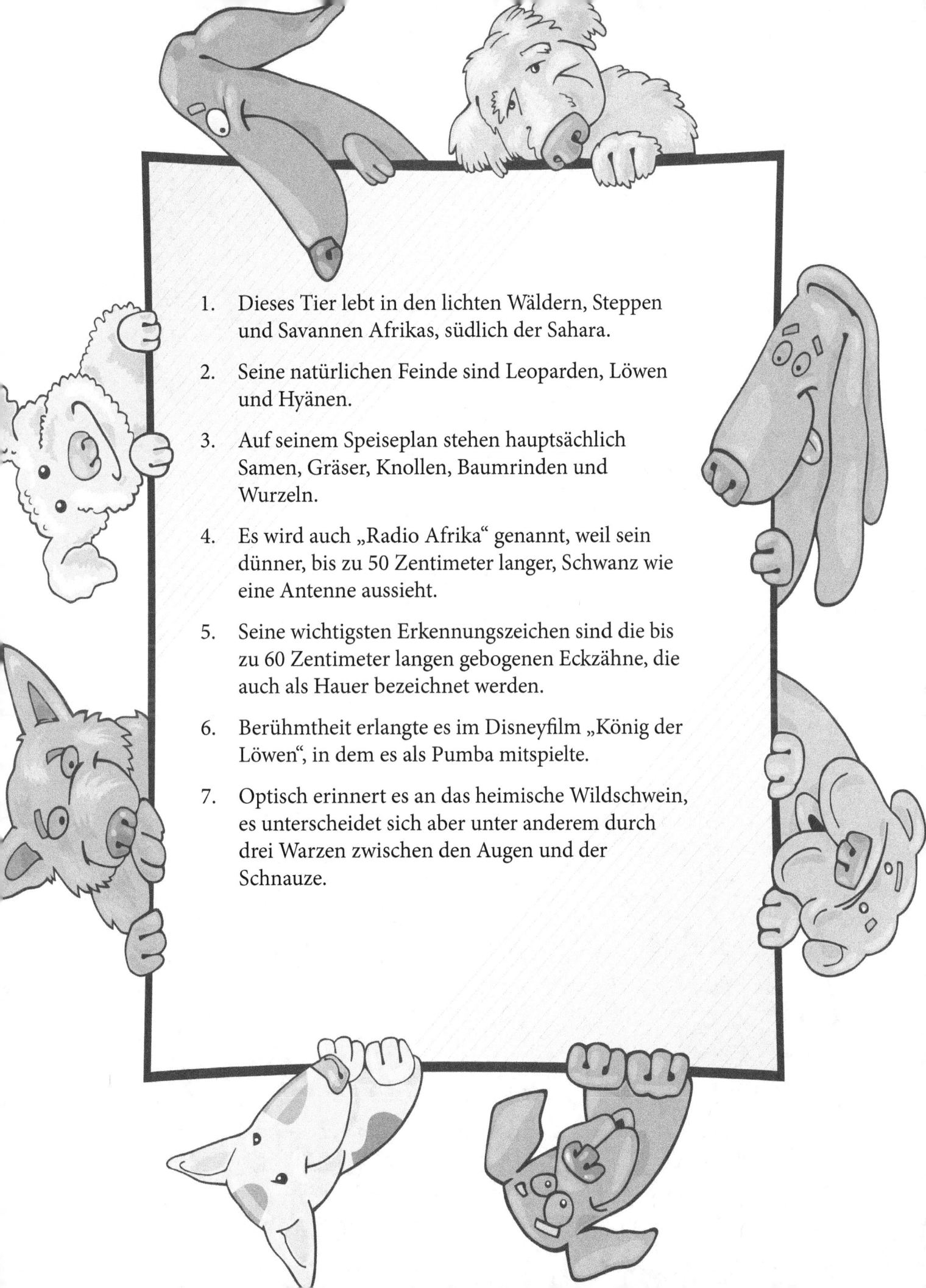

1. Dieses Tier lebt in den lichten Wäldern, Steppen und Savannen Afrikas, südlich der Sahara.

2. Seine natürlichen Feinde sind Leoparden, Löwen und Hyänen.

3. Auf seinem Speiseplan stehen hauptsächlich Samen, Gräser, Knollen, Baumrinden und Wurzeln.

4. Es wird auch „Radio Afrika" genannt, weil sein dünner, bis zu 50 Zentimeter langer, Schwanz wie eine Antenne aussieht.

5. Seine wichtigsten Erkennungszeichen sind die bis zu 60 Zentimeter langen gebogenen Eckzähne, die auch als Hauer bezeichnet werden.

6. Berühmtheit erlangte es im Disneyfilm „König der Löwen", in dem es als Pumba mitspielte.

7. Optisch erinnert es an das heimische Wildschwein, es unterscheidet sich aber unter anderem durch drei Warzen zwischen den Augen und der Schnauze.

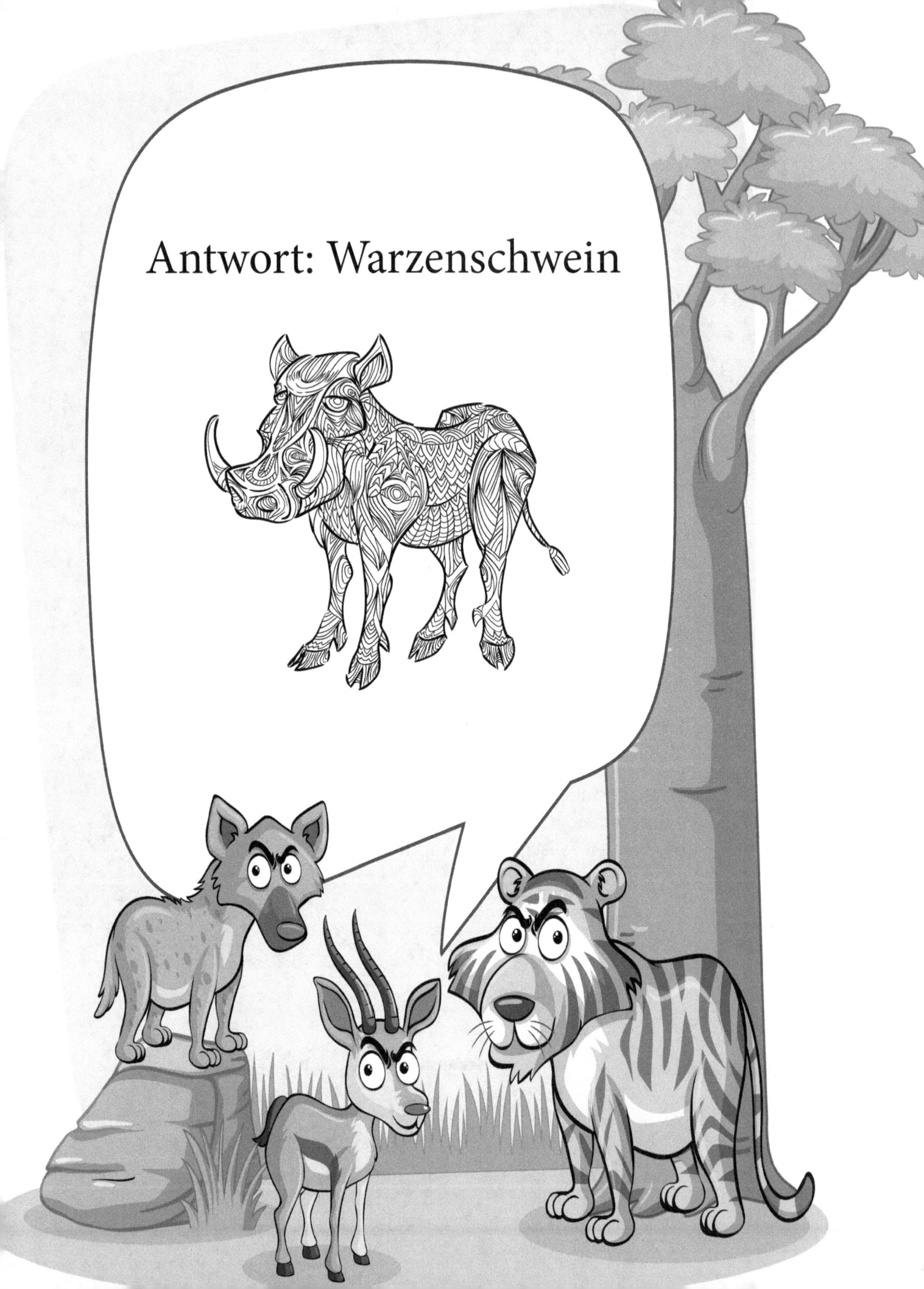

1. Das Gebrüll dieses Tieres ist von so einer Lautstärke, dass es auf eine Entfernung von fast 5 Kilometern zu hören ist.

2. Es ist ein schlechter Dauerläufer und unterliegt bei der Jagd, wenn ein Tier mehr Kondition hat. Aber im Sprint ist es blitzschnell und erreicht 60 Stundenkilometer.

3. Auf seinem Speiseplan stehen Hasen, Zebras, Antilopen und Büffel. Täglich frisst es bis zu 10 Kilogramm Fleisch.

4. Nach ein paar Tagen Fresspause kann es bis zu 40 Kilogramm Nahrung auf einmal verschlingen.

5. Es lebt in Rudeln mit einem Männchen als Anführer und 18 Weibchen, die meistens alle miteinander verwandt sind.

6. Das Revier wird vom Männchen mit Kot und Urin markiert und verteidigt.

7. Es ist die zweitgrößte Raubkatze und wird als König der Tiere bezeichnet.

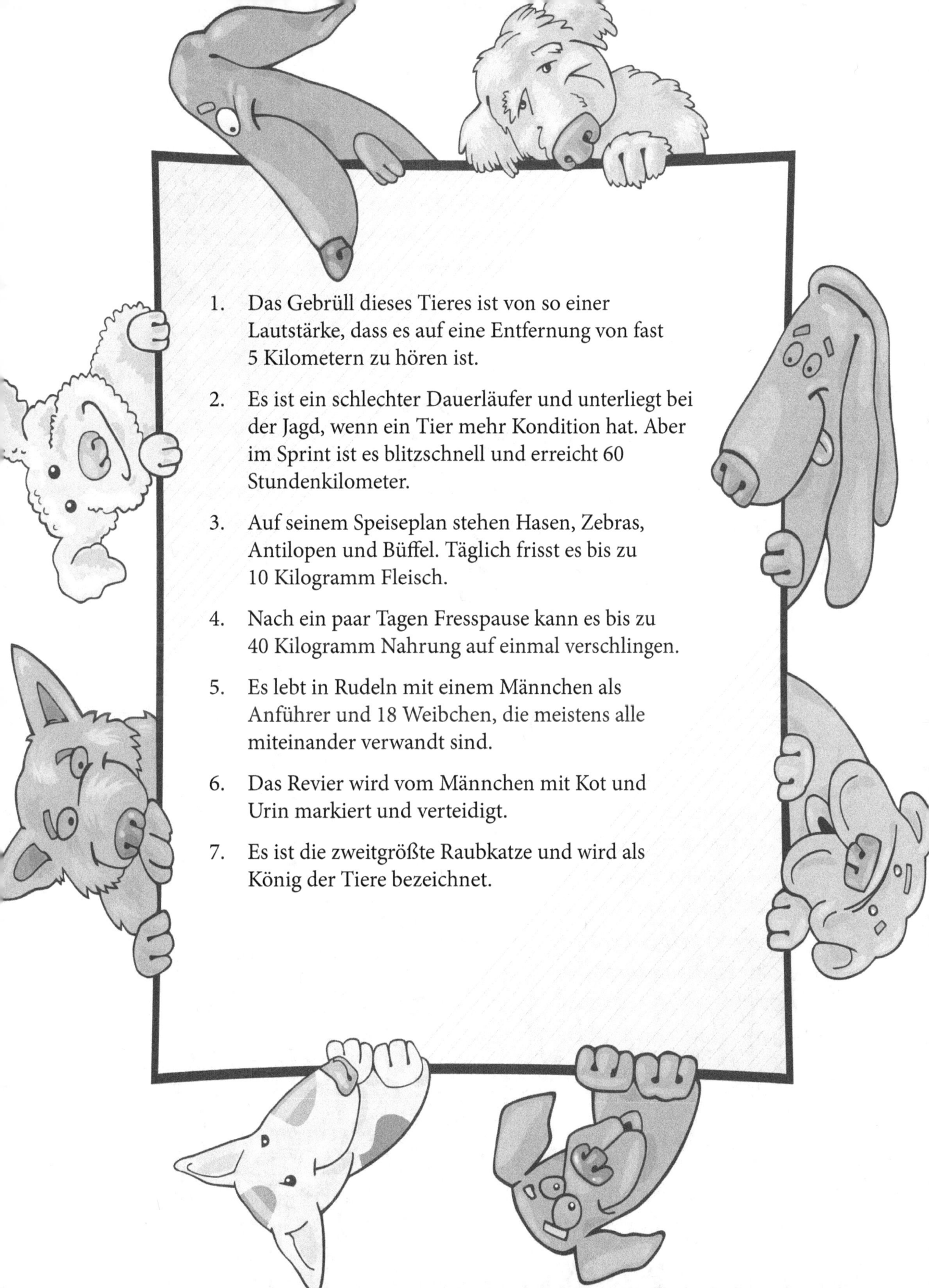

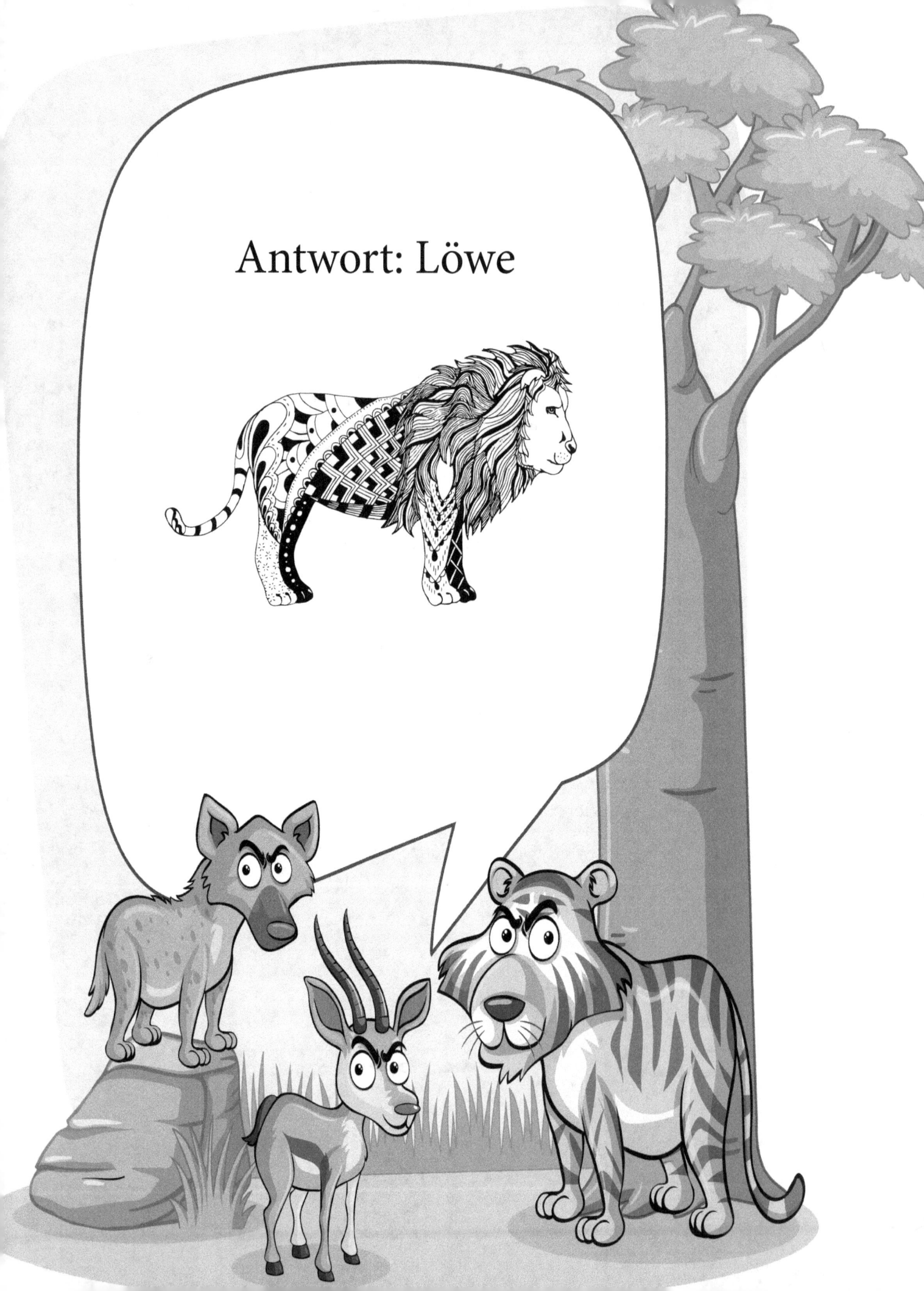

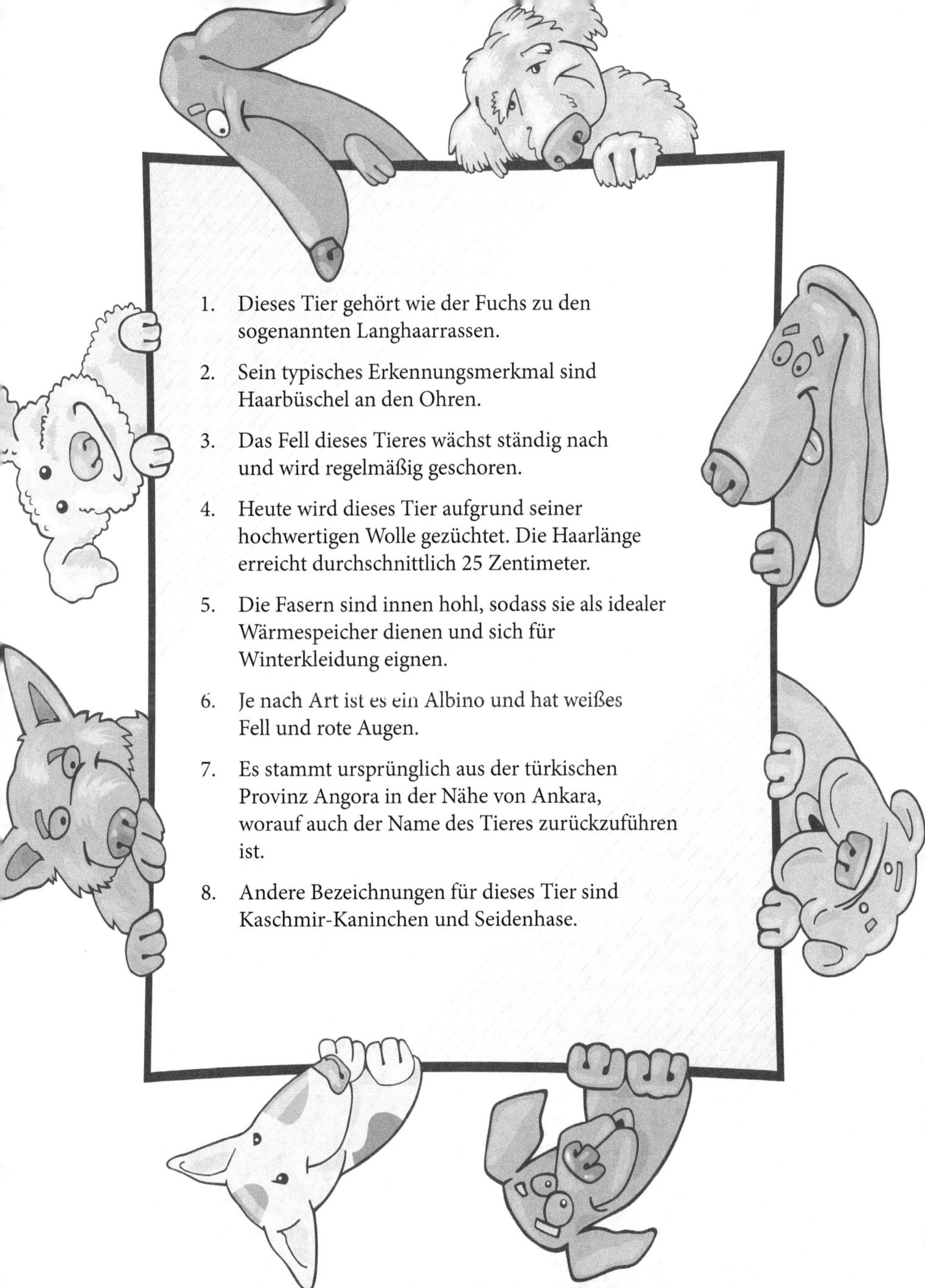

1. Dieses Tier gehört wie der Fuchs zu den sogenannten Langhaarrassen.

2. Sein typisches Erkennungsmerkmal sind Haarbüschel an den Ohren.

3. Das Fell dieses Tieres wächst ständig nach und wird regelmäßig geschoren.

4. Heute wird dieses Tier aufgrund seiner hochwertigen Wolle gezüchtet. Die Haarlänge erreicht durchschnittlich 25 Zentimeter.

5. Die Fasern sind innen hohl, sodass sie als idealer Wärmespeicher dienen und sich für Winterkleidung eignen.

6. Je nach Art ist es ein Albino und hat weißes Fell und rote Augen.

7. Es stammt ursprünglich aus der türkischen Provinz Angora in der Nähe von Ankara, worauf auch der Name des Tieres zurückzuführen ist.

8. Andere Bezeichnungen für dieses Tier sind Kaschmir-Kaninchen und Seidenhase.

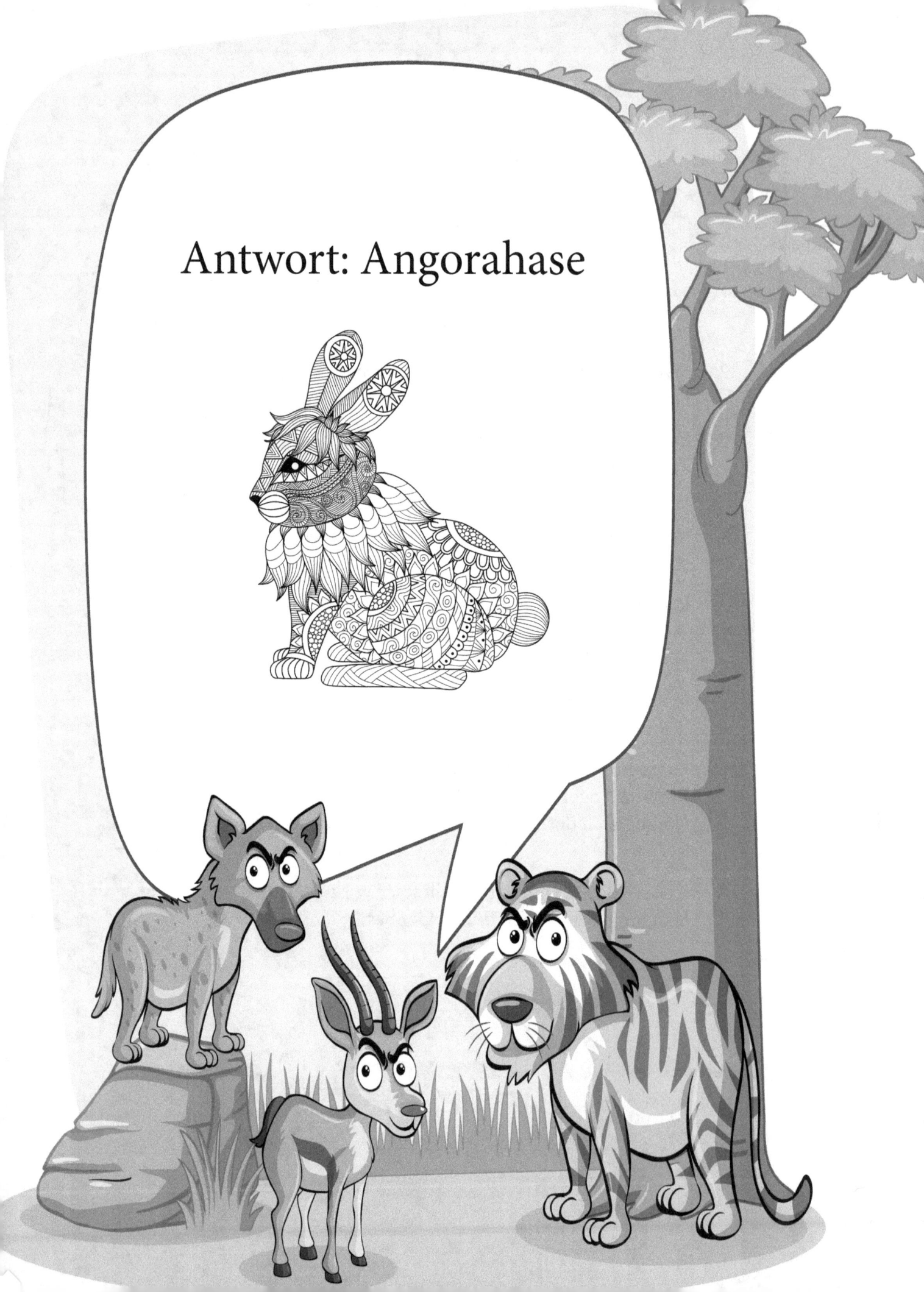

1. Dieses Tier gehört zu den wenigen Lebewesen, die wie der Mensch eine Bevorzugung einer Körperseite ausprägen können und somit Rechts- oder Linksfüßer sind.

2. Seine Beißkraft ist enorm. Je nach Art beträgt diese 250 Kilogramm, was ausreicht, um einen Besenstil zu zerteilen.

3. Es lebt monogam, sodass es ein Leben lang mit seinem Partner zusammenbleibt.

4. Typisch ist sein Kletterfuß, der aus je zwei nach vorn gerichteten und nach hinten gerichteten Zehen besteht.

5. Seine Nahrung besteht aus Samen, Blüten, Knospen, Beeren und Früchten.

6. Je nach Art hat es eine Pinselzunge, sodass es Nektar aus Blüten schlecken kann.

7. Von allen Haustieren hat es mit einem möglichen Alter von 50 – 60 Jahren die höchste Lebenserwartung.

8. Neben Spechten und Rabenvögeln zählt er zu den intelligentesten Vögeln. Es kann sogar die menschliche Sprache nachahmen.

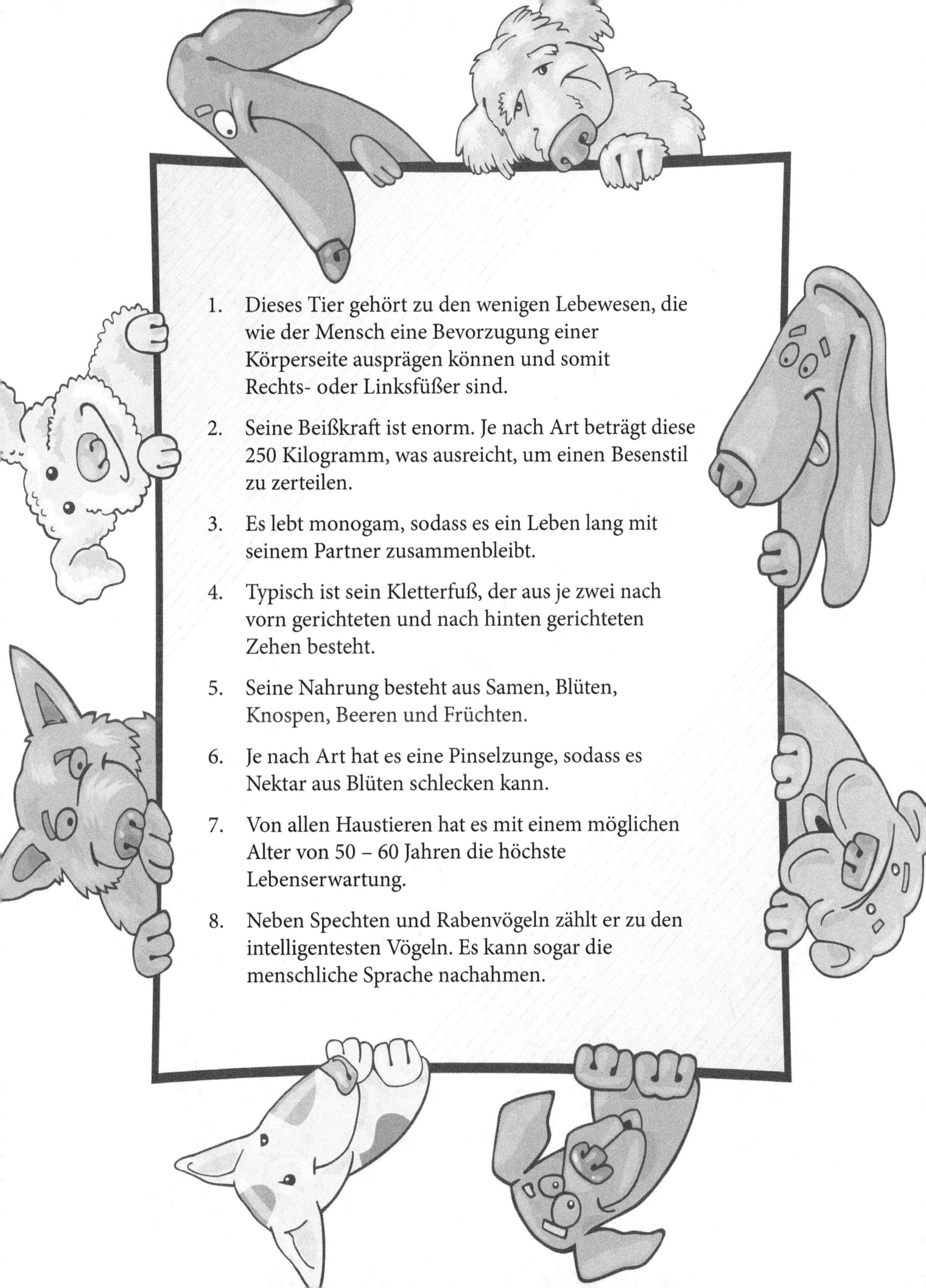

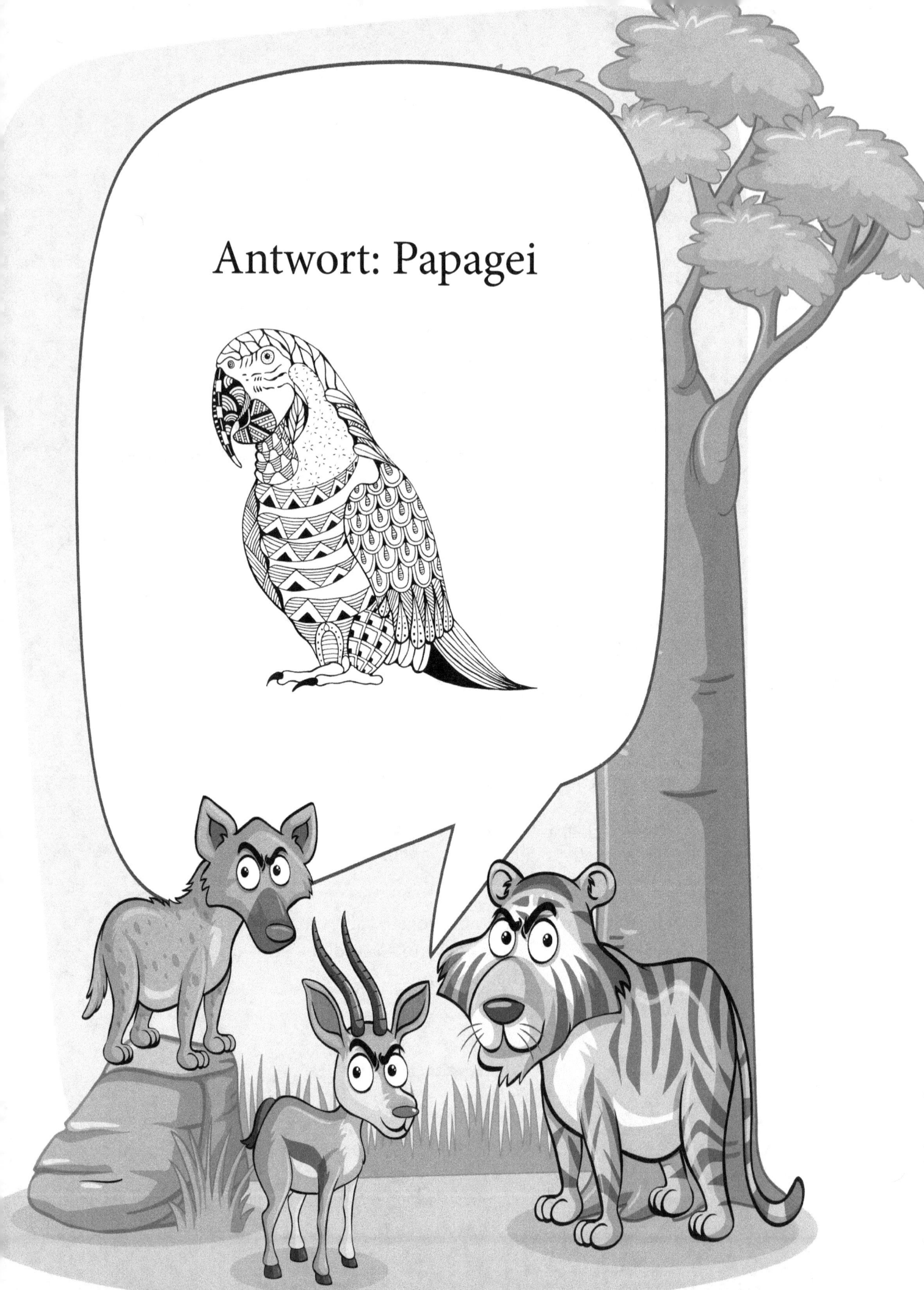

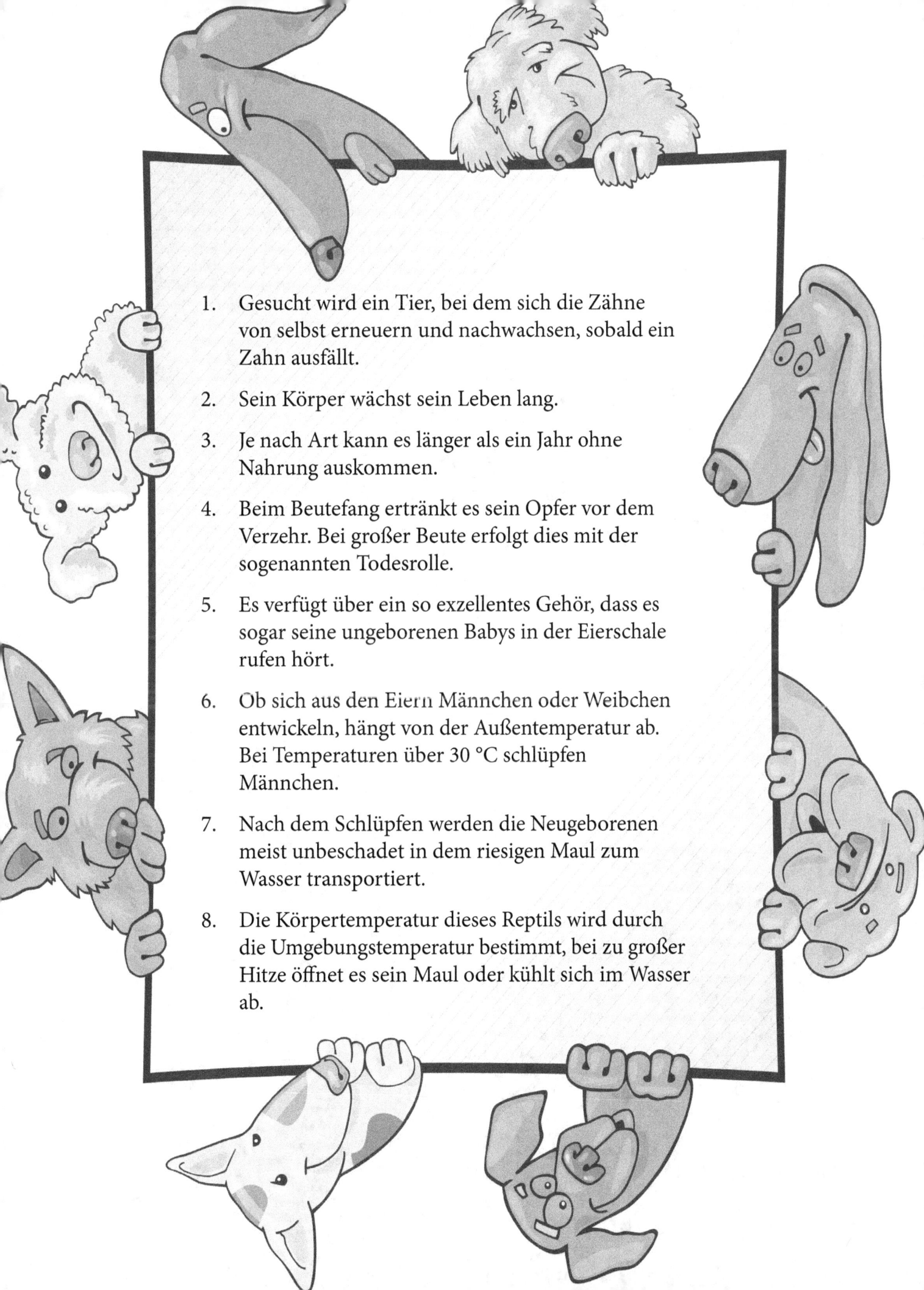

1. Gesucht wird ein Tier, bei dem sich die Zähne von selbst erneuern und nachwachsen, sobald ein Zahn ausfällt.

2. Sein Körper wächst sein Leben lang.

3. Je nach Art kann es länger als ein Jahr ohne Nahrung auskommen.

4. Beim Beutefang ertränkt es sein Opfer vor dem Verzehr. Bei großer Beute erfolgt dies mit der sogenannten Todesrolle.

5. Es verfügt über ein so exzellentes Gehör, dass es sogar seine ungeborenen Babys in der Eierschale rufen hört.

6. Ob sich aus den Eiern Männchen oder Weibchen entwickeln, hängt von der Außentemperatur ab. Bei Temperaturen über 30 °C schlüpfen Männchen.

7. Nach dem Schlüpfen werden die Neugeborenen meist unbeschadet in dem riesigen Maul zum Wasser transportiert.

8. Die Körpertemperatur dieses Reptils wird durch die Umgebungstemperatur bestimmt, bei zu großer Hitze öffnet es sein Maul oder kühlt sich im Wasser ab.

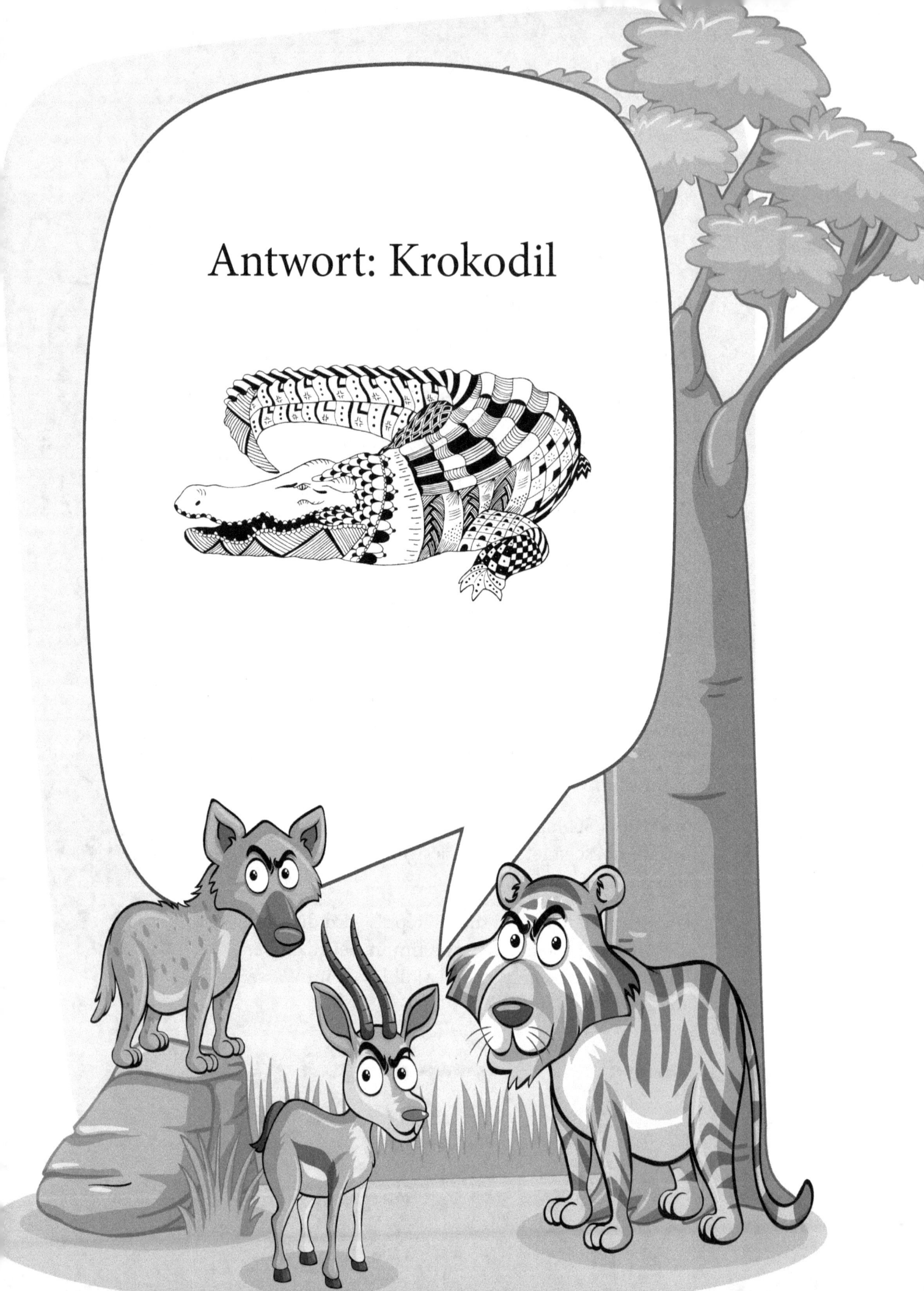

1. Dieses Tier ist heute hauptsächlich ein Haus- und Nutztier und nur noch selten in der freien Wildbahn anzutreffen.

2. Es ist eines der zwölf Tierkreiszeichen in der chinesischen Astrologie.

3. Seine natürlichen Feinde sind Krokodile, Tiger und Warane.

4. Es lebt in sumpfigen Gebieten, bewachsenen Flusstälern und sonstigen Feuchtgebieten, wo es sich nicht nur abkühlt, sondern auch Schlammbäder genießt.

5. In Asien und Nordafrika ist sein Fleisch ein wichtiger Bestandteil der täglichen Ernährung, in Europa ist der Fleischverzehr weitgehend unbekannt.

6. Ursprünglich wurde Mozzarella immer aus der Milch dieses Tieres hergestellt, heute ist dies nur noch selten der Fall, er gilt unter Gourmets aber als Delikatesse.

7. Sein wichtigstes Erkennungsmerkmal sind seine ausladenden Hörner, die eine Spannweite von bis zu 2 Metern erreichen können.

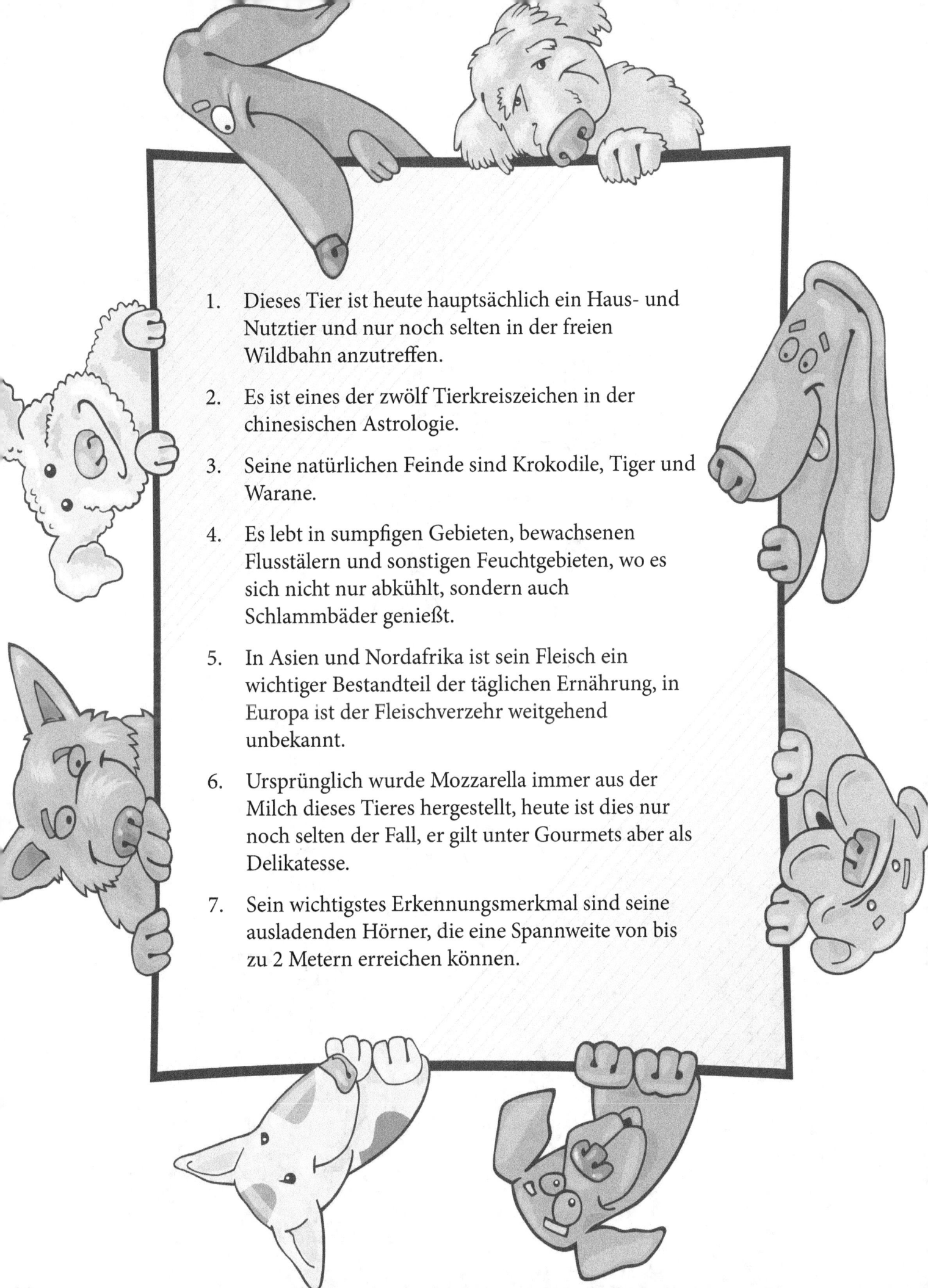

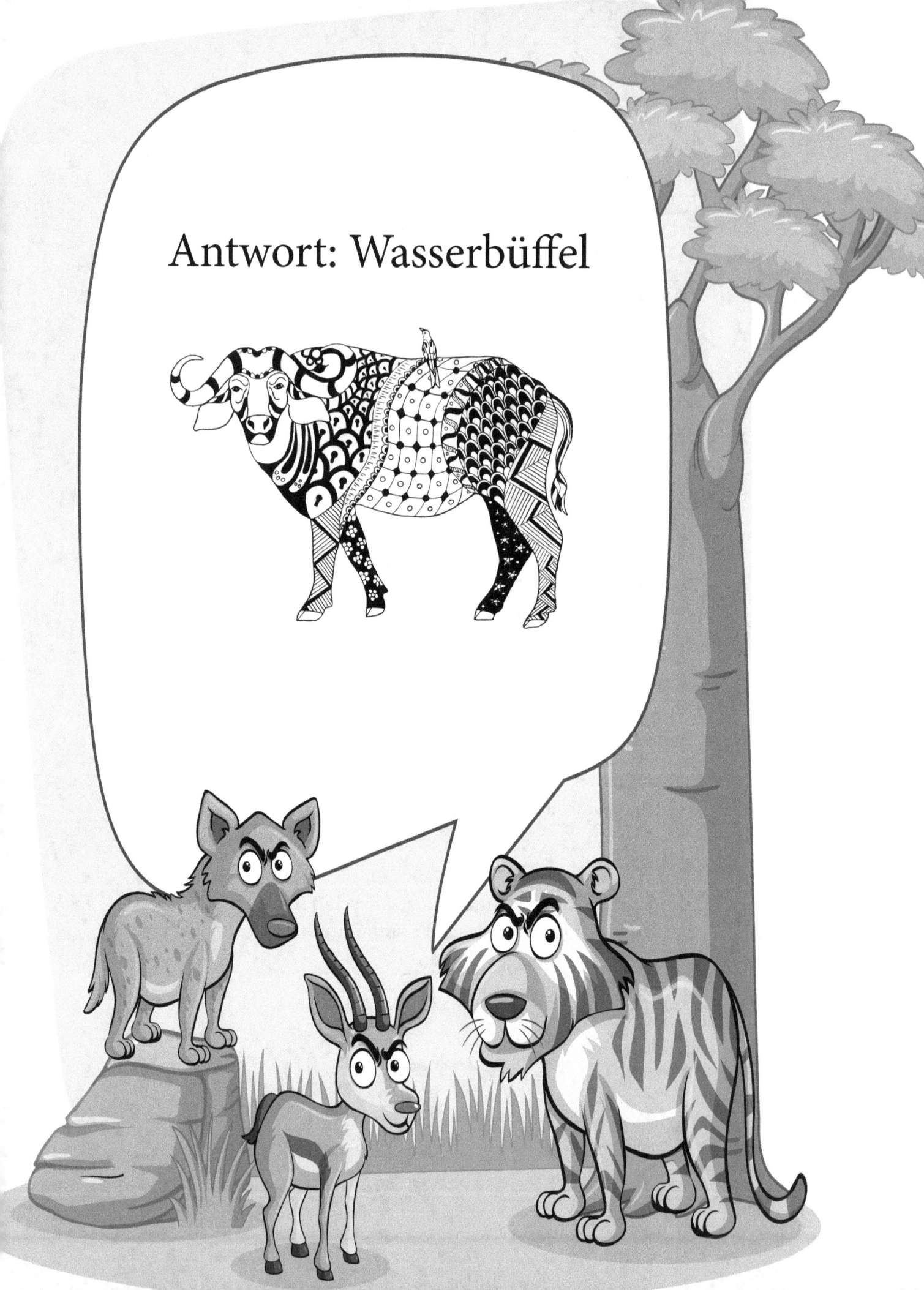

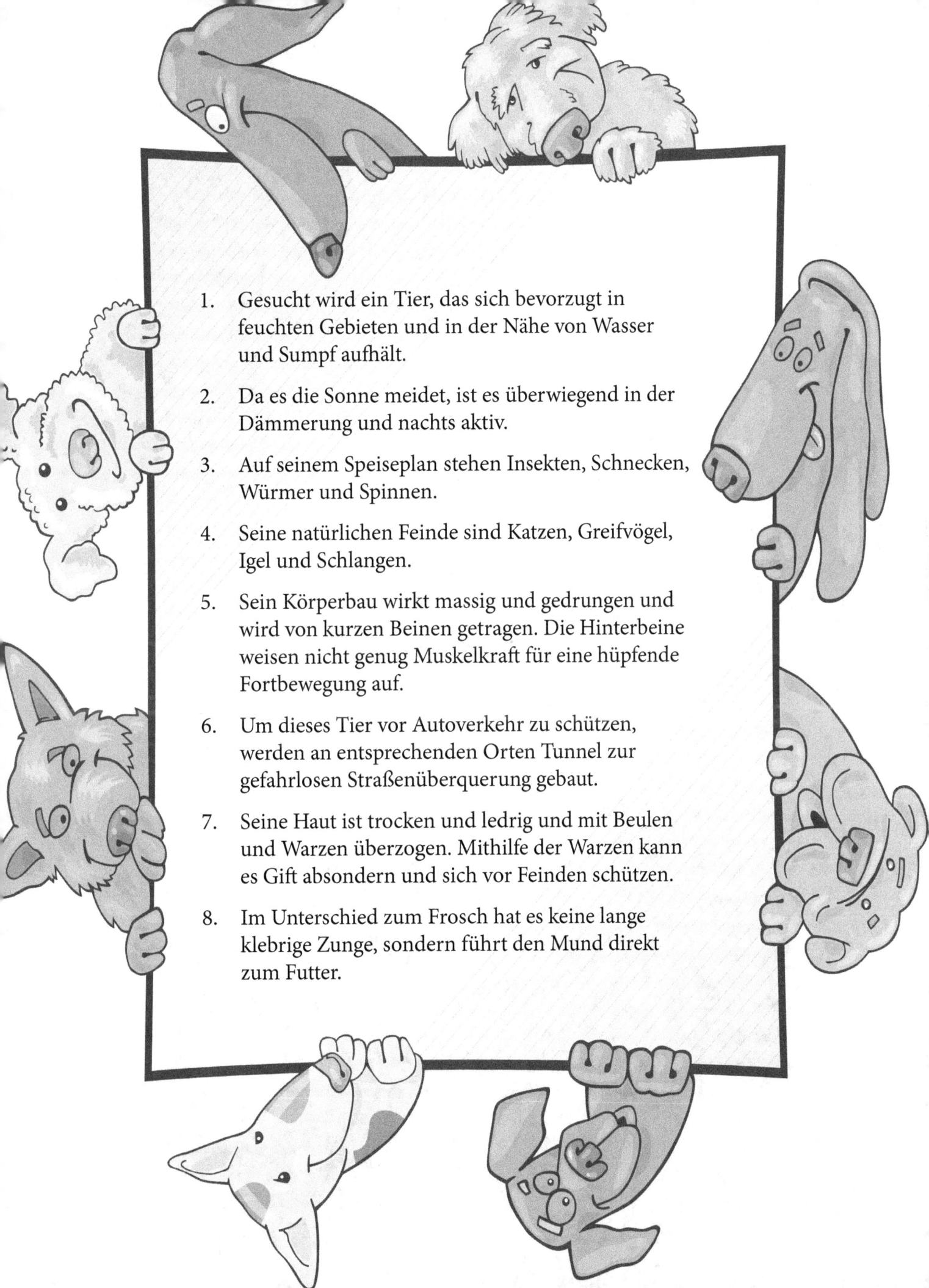

1. Gesucht wird ein Tier, das sich bevorzugt in feuchten Gebieten und in der Nähe von Wasser und Sumpf aufhält.

2. Da es die Sonne meidet, ist es überwiegend in der Dämmerung und nachts aktiv.

3. Auf seinem Speiseplan stehen Insekten, Schnecken, Würmer und Spinnen.

4. Seine natürlichen Feinde sind Katzen, Greifvögel, Igel und Schlangen.

5. Sein Körperbau wirkt massig und gedrungen und wird von kurzen Beinen getragen. Die Hinterbeine weisen nicht genug Muskelkraft für eine hüpfende Fortbewegung auf.

6. Um dieses Tier vor Autoverkehr zu schützen, werden an entsprechenden Orten Tunnel zur gefahrlosen Straßenüberquerung gebaut.

7. Seine Haut ist trocken und ledrig und mit Beulen und Warzen überzogen. Mithilfe der Warzen kann es Gift absondern und sich vor Feinden schützen.

8. Im Unterschied zum Frosch hat es keine lange klebrige Zunge, sondern führt den Mund direkt zum Futter.

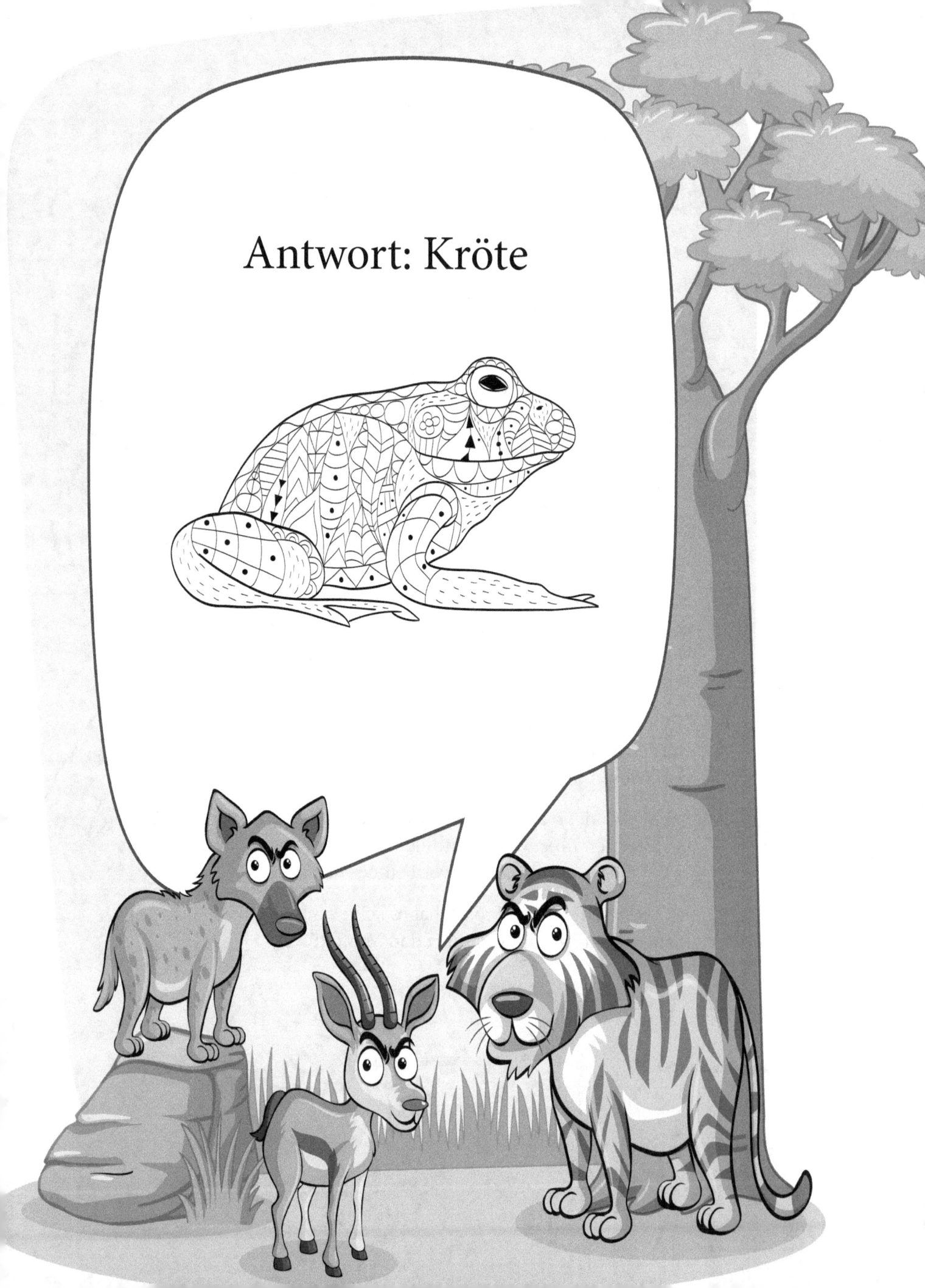

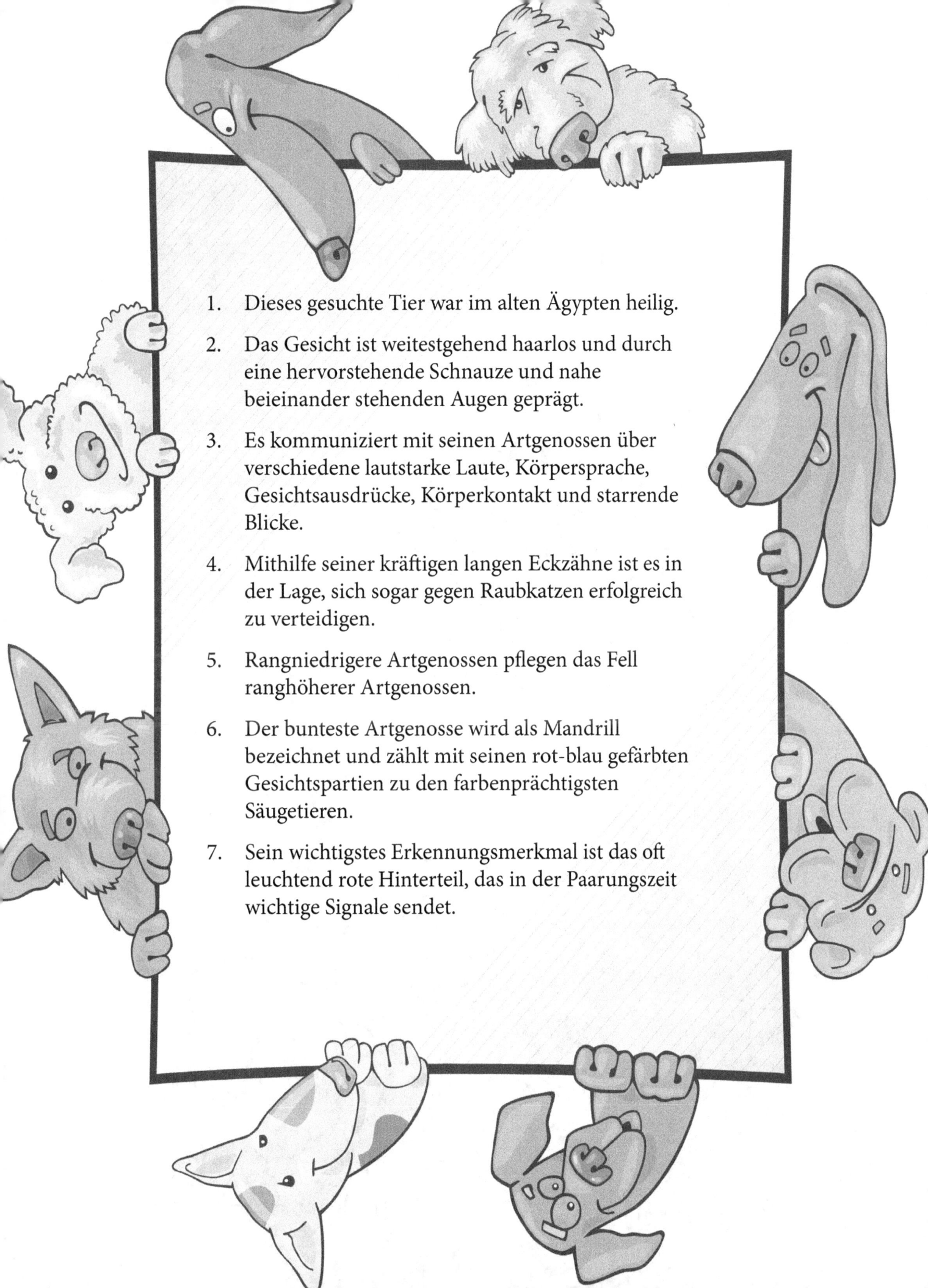

1. Dieses gesuchte Tier war im alten Ägypten heilig.

2. Das Gesicht ist weitestgehend haarlos und durch eine hervorstehende Schnauze und nahe beieinander stehenden Augen geprägt.

3. Es kommuniziert mit seinen Artgenossen über verschiedene lautstarke Laute, Körpersprache, Gesichtsausdrücke, Körperkontakt und starrende Blicke.

4. Mithilfe seiner kräftigen langen Eckzähne ist es in der Lage, sich sogar gegen Raubkatzen erfolgreich zu verteidigen.

5. Rangniedrigere Artgenossen pflegen das Fell ranghöherer Artgenossen.

6. Der bunteste Artgenosse wird als Mandrill bezeichnet und zählt mit seinen rot-blau gefärbten Gesichtspartien zu den farbenprächtigsten Säugetieren.

7. Sein wichtigstes Erkennungsmerkmal ist das oft leuchtend rote Hinterteil, das in der Paarungszeit wichtige Signale sendet.

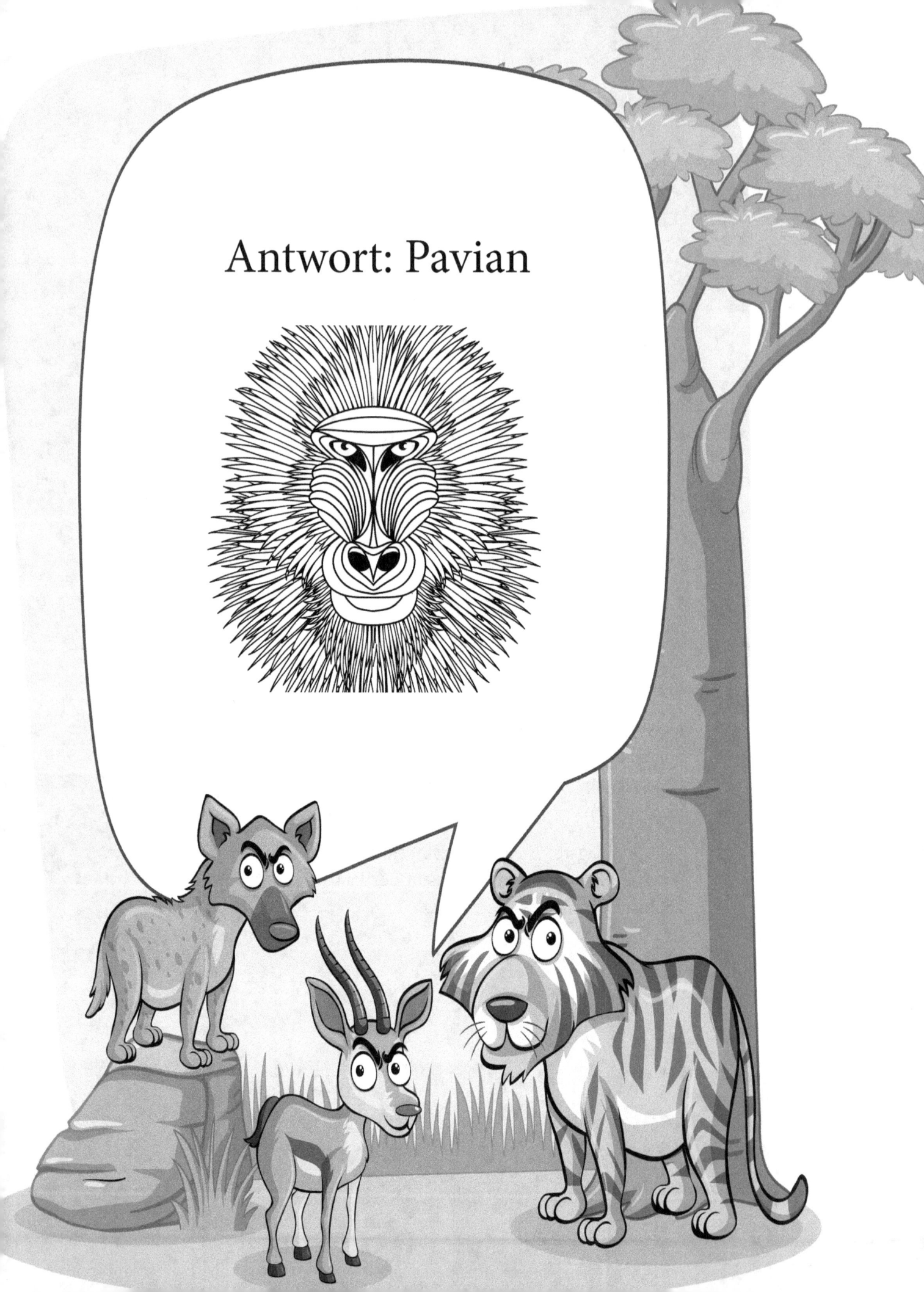

1. Gesucht wird ein Tier, das sich regelmäßig häutet, infolgedessen sich auch Augen, Lungen, Haare und viele andere Körperteile vollständig erneuern.

2. Es hat 8 Augen, die in Haupt- und Nebenaugen eingeteilt werden. Die Hauptaugen nehmen Beute, Bilder und Farben wahr, die Nebenaugen erkennen Bewegungen.

3. Sein Name ist darauf zurückzuführen, dass es auf einem toten Vogel saß, als es erstmals im 18. Jahrhundert gemalt wurde.

4. Der Körper besteht aus einem dicken Hinterleib und einem kleineren Vorderleib und kann bis zu 12 Zentimeter lang werden.

5. Je nach Art können die 8 Beine eine Spannweite von über 30 Zentimetern erreichen.

6. Es lauert seiner Beute in einem Versteck auf und kann diese mit einem einzigen giftigen Biss töten. Für Menschen ist es in der Regel nicht giftig, es sei denn, man ist Allergiker.

7. Obwohl es eine Spinne ist, baut es keine Netze.

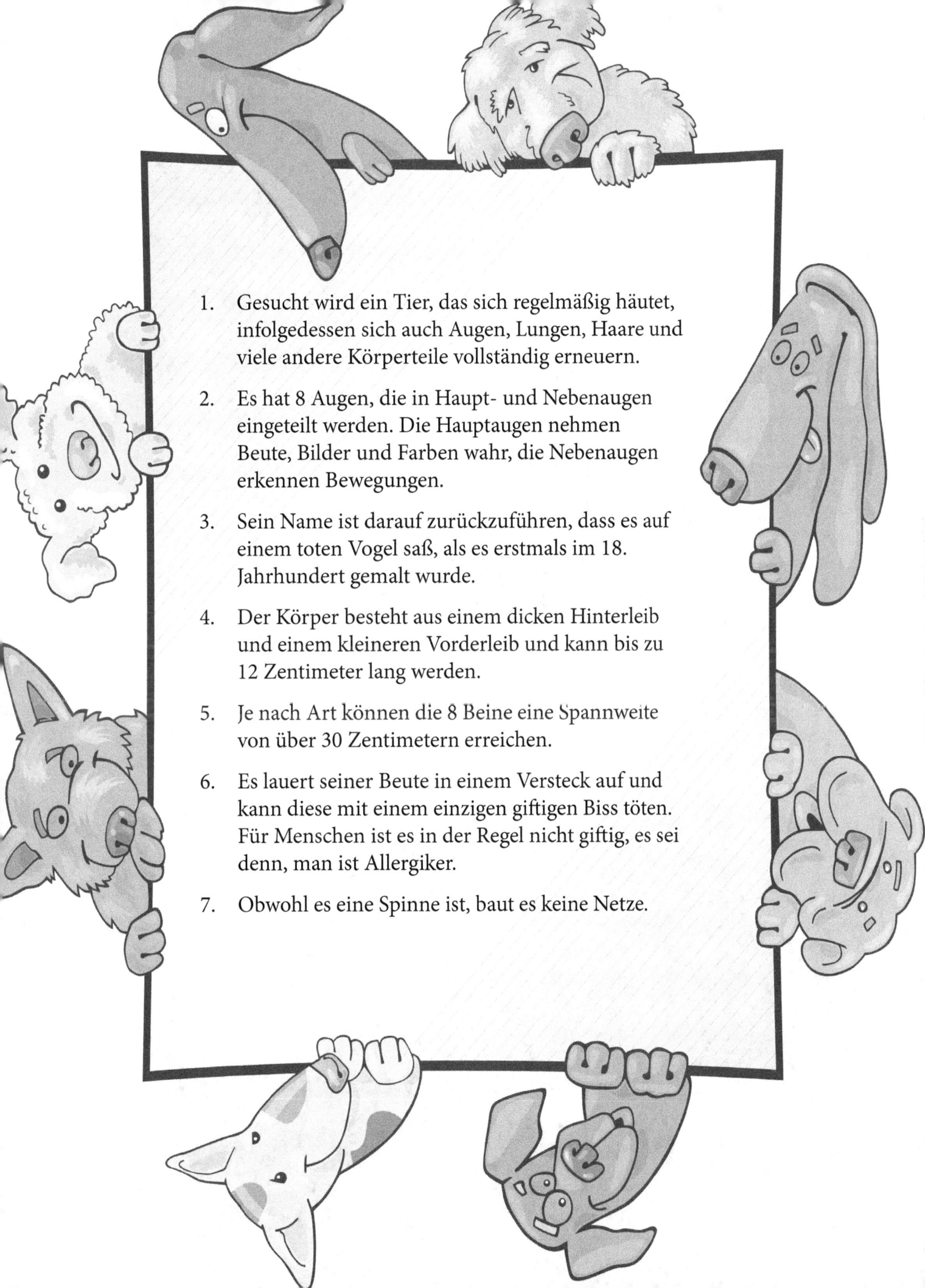

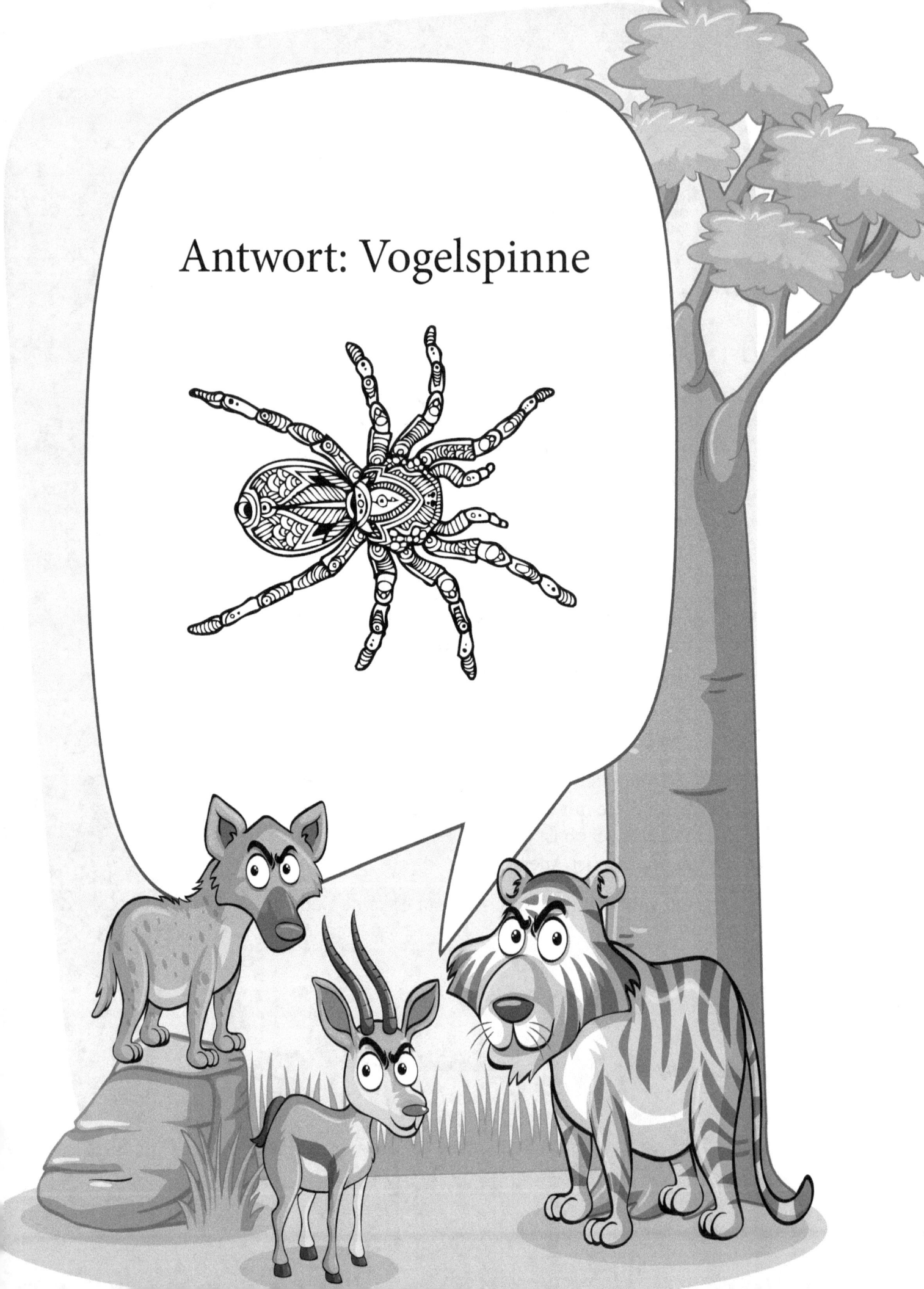

Wichtige Hinweise

Alle Angaben in diesem Buch wurden sorgfältig und nach bestem Wissen erstellt und erfolgen ohne Verpflichtung oder Garantie der Autorin und des Verlages. Sie übernehmen keine Verantwortung und Haftung für das Gelingen, sowie für Personen-, Sach- und Vermögensschäden.

Bildnachweise:

Titelbild - © Denis Table/shutterstock.com

Rahmen Fragenseiten - © Igor_Zakowski/vectorstock.com
Rahmen Antwortseiten - © brgfx/vectorstock.com

Bild 1 Elefant - © Lidia Puica/shutterstock.com
Bild 2 Biene - © Maria Sem/shutterstock.com
Bild 3 Papageientaucher - © Big Boy/shutterstock.com
Bild 4 Giraffe - © Big Boy/shutterstock.com
Bild 5 Schnabeltier - © Kharkhan Oleg/shutterstock.com
Bild 6 Wolf - © Son80/shutterstock.com
Bild 7 Elster - © Helena Krivoruchko/shutterstock.com
Bild 8 Clownfisch - © Watercolor_swallow/shutterstock.com
Bild 9 Kamel - © Bimbim/shutterstock.com
Bild 10 Antilope - © Nuttapol/shutterstock.com
Bild 11 Chamäleon - © lenkis_art/shutterstock.com
Bild 12 Kiwi - © Palomita/shutterstock.com
Bild 13 Hyäne - © Roman Poljak/shutterstock.com
Bild 14 Walross - © Roman Poljak/shutterstock.com
Bild 15 Kakadu - © Palomita/shutterstock.com
Bild 16 Kobra - © lenkis_art/shutterstock.com
Bild 17 Dalmatiner - © dovla982/shutterstock.com
Bild 18 Weinbergschnecke - © Big Boy/shutterstock.com
Bild 19 Tintenfisch - © panki/shutterstock.com
Bild 20 Fliege - © OpenClipart-Vectors/pixabay.com
Bild 21 Tucan - © maritime_m/shutterstock.com
Bild 22 Panda - © Big Boy/shutterstock.com
Bild 23 Pinguin - © Big Boy/shutterstock.com
Bild 24 Boxer - © Vasylieva Yuliya/shutterstock.com
Bild 25 Schwalbe - © Watercolor_swallow/shutterstock.com
Bild 26 Jaguar - © hanna kutsybala/shutterstock.com
Bild 27 Lachs - © OpenClipart-Vectors/pixabay.com
Bild 28 Alpaka - © Bimbim/shutterstock.com
Bild 29 Strauß - © Palomita/shutterstock.com
Bild 30 Koala - © Big Boy/shutterstock.com
Bild 31 Wal - © Bimbim/shutterstock.com
Bild 32 Kolibri - © Bimbim/shutterstock.com
Bild 33 Warzenschwein - © Nuttapol/shutterstock.com
Bild 34 Löwe - © Roman Poljak/shutterstock.com
Bild 35 Angorahase - © Bimbim/shutterstock.com
Bild 36 Papagei - © Roman Poljak/shutterstock.com
Bild 37 Krokodil - © Roman Poljak/shutterstock.com
Bild 38 Wasserbüffel - © Roman Poljak/shutterstock.com
Bild 39 Kröte - © Viktoriia Panchenko/shutterstock.com
Bild 40 Pavian - © Svetlana Prikhnenko/shuttertstock.com
Bild 41 Vogelspinne - © blackstroke/shutterstock.com

1. Auflage 2018
Herausgeber und Copyright©:
SuperSenior® Marketing Ltd.
Quastenhornweg 2a
14089 Berlin